Secrets Of
REFLEXOLOGY

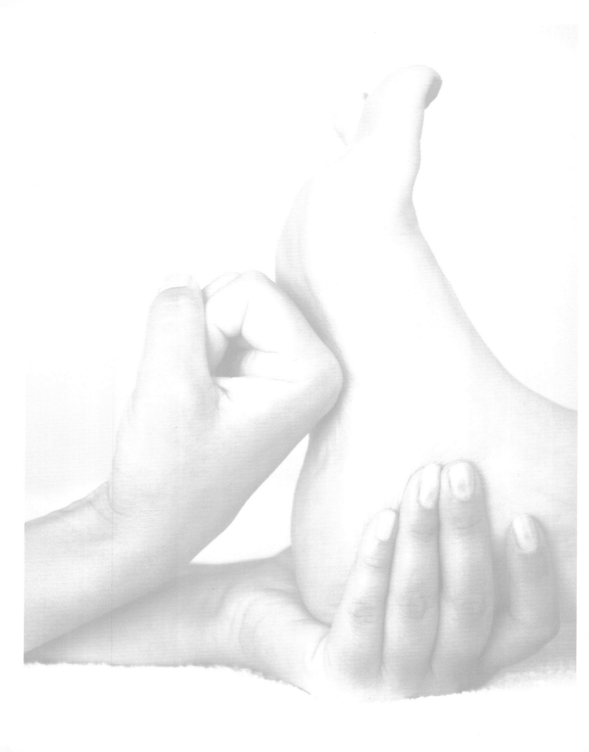

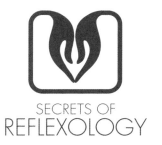

SECRETS OF
REFLEXOLOGY

よくわかる理論と実践
リフレクソロジー

歴史・原理・施術の基本・症状別・部位別

クリス・マクラフリン／
ニコラ・ホール 共著

越智 由香 訳

目 次

本書の使い方..6

はじめに..8

リフレクソロジーの原理...10
リフレクソロジーの臨床証拠／リフレクソロジーと縦方向のゾーン／足と手の横方向のゾーン／エネルギーの閉塞の影響／足と手の構造／足のまわりにある反射区／手の甲にある反射区

リフレクソロジーの基本...38
リフレクソロジー施術を始める前に／施術を行う側と受ける側の人間関係／精神面での準備／施術で用いる圧の種類／施術中は常に手を触れた状態にします／特に注意すべきこと：リフレクソロジー施術が適さない場合／リフレクソロジーとその他の補完療法

フットリフレクソロジーの基本..66
足の施術の流れ／右足2・理論／右足3・理論／右足4・理論／左足についての理論／足のリラクセーション／足のリフレクソロジーの締めくくり

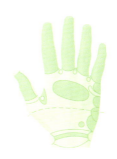

ハンドリフレクソロジーの基本 ... **94**

手の施術の流れ／右手2・理論／右手3・理論／左手・理論／自分の手を施術する方法／ハンドリフレクソロジーの締めくくり

症状や部位別のリフレクソロジー ... **118**

呼吸器疾患／消化器疾患／肝臓および胆嚢の疾患／下痢と便秘／心臓疾患と循環障害／リンパ系／泌尿器疾患／ホルモン障害／生殖器系疾患／頭痛や片頭痛／不安や抑うつ／睡眠障害／背部の問題／筋肉痛や関節痛／目と耳／アレルギー／施術後のフォローアップ

年齢や状態別のリフレクソロジー ... **186**

乳児と幼児／乳児の問題／年長小児の問題／妊婦／妊娠後期のための特別な施術／高齢者／高齢者に対する特別な施術

用語解説 ... **216**

索引 ... **219**

関係機関連絡先 ... **222**

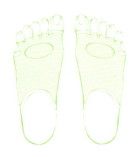
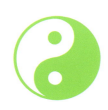
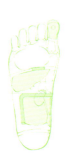

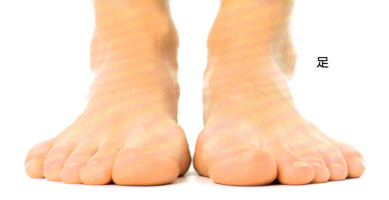

足

本書の使い方

読者の使いやすさを考えた次のような構成になっています。まず、リフレクソロジーの基本原理についての章（ハンドマップとフットマップを含む）から始まり、施術に際して注意すべき事項について詳しく述べた章へ続きます。さらに、手足にあるすべての反射区の施術方法について、それぞれ章を分けて解説します。特定の反射区への施術方法については、その次の症状や部位別のリフレクソロジーの章を参照してください。この章は本書の中心となる部分です。最後の章では、乳児や幼児、妊婦、高齢者など、年齢や状態別のリフレクソロジーについて解説します。

注意事項

高熱や深部静脈血栓症、静脈炎、ハイリスク妊娠（訳注：母体や胎児にトラブルが起こる可能性が高い妊娠）、または重度の骨粗鬆症の場合は、リフレクソロジーの施術を受けるべきではありません。また、処方薬や補完療法の効果に影響する場合がありますから、リフレクソロジーの施術を受けようとする際は医師や補完療法の療法士に相談することも重要です。

なんらかの重い症状や疾患があって治療を受けている場合、リフレクソロジーをその治療の代わりとして用いてはなりません。

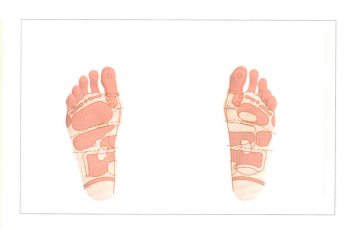

原理

この章ではリフレクソロジーの背景知識について解説します。ハンドマップとフットマップを掲載しています。

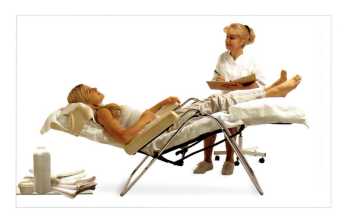

基本
この章ではリフレクソロジーの施術前および施術中の注意点について解説します。

本書の使い方

フットリフレクソロジー
この章では足にある様々な反射区を順に写真や図を使ってわかりやすく解説します。

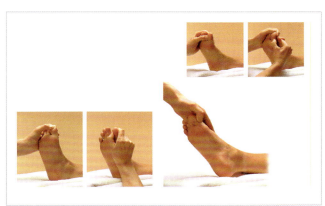

症状別のリフレクソロジー
この章では各反射区について理論と実際の施術法の両面から詳しく解説します。

はじめに

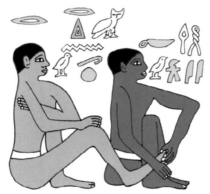

エジプトの足療法
サッカラ（Saqquara）の墳墓の壁画には
現代のリフレクソロジーに似た
手法が描かれています。

リフレクソロジーは補完療法の1種で、足または手に圧を加えることによって幅広い身体の不調を手当し、心理面と肉体面の両方の健康を促進するものです。足と手は身体を映す鏡のようなものであるととらえられており、それらにある特定のポイント（反射区）に圧を加えることによって対応する身体の各部分の手当をすることができます。リフレクソロジーはホリスティック（全体観的）な健康観に基づいたものであり、一連の身体症状に対処するというよりも患者ひとりひとりを全人的に手当しようとするものです。

歴史

　日本からエジプトまで、多くの古代社会において、治療者たちは様々なフットマッサージを行っていました。先住アメリカ人の中には同様のフットマッサージを何世紀にもわたって受け継いでいる部族もいます。20世紀初頭に、米国の病院に勤務する耳鼻咽喉科医であったウィリアム・フィッツジェラルド博士（Dr.William Fitzgerald）が「ゾーンセラピー」という手法を開発しましたが、その一部はヨーロッパやその他の国々の文献で紹介されていた原理が基になったものでした。彼の技法をもうひとりの米国人ユーニス・インガム（Eunice Ingham）がさらに発展させました。彼女は反射ゾーンを特定してそれを図に表し、彼女が「リフレクソロジー」と名付けたこの療法の普及に大きく貢献しました。ユーニス・インガムの指導を受けていたひとりであるドリーン・ベイリー（Doreen Bayly）が1960年にリフレクソロジーを英国に紹介し、ヨーロッパにおけるリフレクソロジーは英国から他の国々へと広がっていきました。

　この治療法は安全で効果的であったことか

ら、ますます広く受け入れられるところとなり、実際に施術を受けてその効果を認めている多くの人々だけでなく、現代西洋医学界の中の多くの人々からもそのメリットが認知されています。

基本原則

足と手の特定のポイント（反射区）へ圧を加減しながら加えることによって、施術者は全身の問題を探りあて、それらを手当することができます。各反射区は精密に範囲が定められており、縦方向と横方向に延びる一連のゾーンを介してそれぞれ身体の特定の部位へ接続しています。縦方向のゾーンは脚と腕の両方に延びており、つまり、身体の特定の部位には肩と股関節部、上腕と大腿、肘と膝、前腕と下腿、手首と足首、手と足のようにゾーンによって関連づけられた部分があります。例えば外傷などにより患部を直接手当できない場合には、これらの相関関係にある部位を利用することができるのです。

用いる圧は痛みを感じるほどのものではありませんが、施術を受ける人によっては、様々な感覚を訴えて反応することがあります。施術者はこの反応によって、症状の原因となっているバランスの乱れがある部分を突き止めるのです。

リフレクソロジーの原理

　リフレクソロジストは、手の親指とその他の指の指先を使って施術を受ける人の足（場合によっては手）に強くはないもののしっかりと圧を加え、全身の各部の健康状態を調べます。各反射区は、詳細に区分された一連のゾーンを通って身体の特定の部位に接続しています。 あらゆる臓器や腺、その他の生理的器官には対応する反射ポイントがあり、施術者はそのポイントを利用して身体の機能が正常に働いているかどうかを調べ、問題が明らかになった場合には、適切な圧を加えてそれを是正するのです。足を利用した全身の手当は、リフレクソロジー施術のフルコースの一環として全身のエネルギーバランスの乱れを是正するために行います。

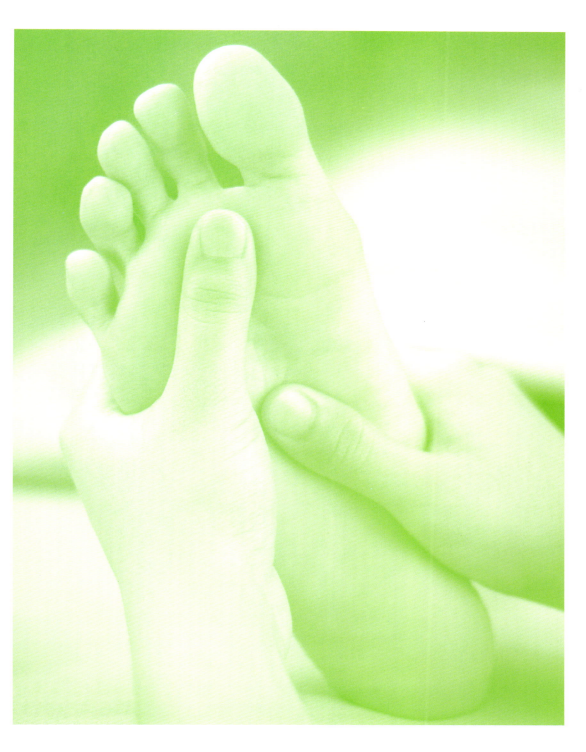

リフレクソロジーの臨床証拠

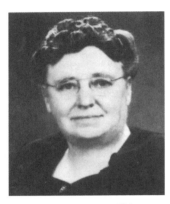

ユーニス・インガム
(Eunice Ingham)
インガム女史は1930年代に
米国で現代のリフレクソロジーを開発しました。

治療への補完的な取り組みを批判する人々は、その効果が現代西洋医学において新たな治療法を試す際に用いられる二重盲検臨床試験に基づいたものではないという点を必ず指摘しています。実際には、多くの薬物療法や外科的療法はこの種の臨床試験を経ておらず、治療法の中には、それが効くしくみやその理由について医師たちが本当に理解しているわけではないものもあるのです。また、「プラセボ効果」と呼ばれるものによって患者の具合が良くなることも知られています。「プラセボ効果」とは、患者に行われる治療は実際には擬似的なものであり、生理学的効果は全くないにもかかわらず、患者が治療効果を期待することによって症状が改善するというものです。

臨床試験

補完療法の大半は臨床試験の実施が不可能なものですが、これは臨床試験を実施する際のルールを満たすことができないためです。二重盲検試験では、患者と治療を担当する医師のいずれも、実際の治療を実施しているのか擬似的な治療を実施しているのかを知らされません。試験に参加する患者はその症状に基づいて選択され、喫煙や食生活といったその他の関連要因について比較が行われます。各患者に同じ形態の治療（またはプラセボ）を実施し、その治療に対する反応を異なる治療を受けている他の患者の反応と比較します。

この試験方法は補完療法の試験には役に立ちません。その理由の1つには、施術者に対しても施術を受ける人に対しても、それが「本物」か、あるいはそれに相当する擬似的なものであ

るかをわからないようにしてリフレクソロジーを行うことは不可能だからです。さらに、リフレクソロジーは他の大半の補完治療と同様に、一見したところ非常に似通った症状に苦しんでいる場合であっても、手当を受ける人毎に特別に調整された施術であり、すべての人に対して同じ内容ではないからです。

施術への反応

　リフレクソロジーの効果の証明には別の種類の証明方法が必要であり、それは各人の施術に対する反応の観察に基づく場合が多いでしょう。英国リフレクソロジー協会（BRA）会員を対象としたアンケート調査結果の分析によれば、4分の3の会員は施術後に顧客の症状が改善または回復したと考えていることがわかりました。女性が大半を占める顧客の中で、非常に訴えが多いものはストレスや背部痛、坐骨神経痛でした。BRAの報告では、これらの所見をより深く調査するには、顧客が呈している症状を正確に特定し、治療結果を測定することによってさらなる試験を行う必要があると示唆しています。

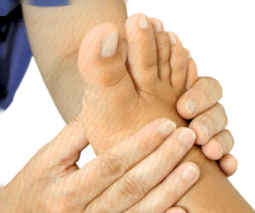

病院での治療
今ではリフレクソロジー施術を
現代西洋医学による治療と並行して
実施している医療センターもあります。

現代西洋医学界の見解

　現代西洋医学の専門家たちは昔からリフレクソロジーを敵視してきましたが、今ではかつてほどの頑なさはなくなっています。柔軟な姿勢を示す医師たちは増えており、特に看護師たちは広く受け入れるようになってきました。少なくとも、現代西洋医学による治療を中止しないならば、リフレクソロジーを行うことは害にはならず、また心理的な効果があるかもしれないと認めるでしょう。一方で、数は少ないながらも、患者にリフレクソロジー施術を受けることを奨励する医療資格者も増えつつあり、病棟や医療センターでリフレクソロジーが受けられるように手配する場合もあるのです。

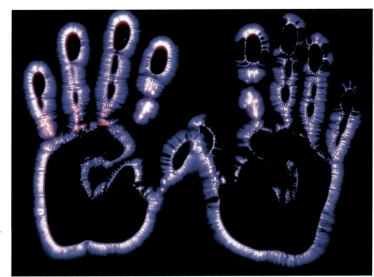

キルリアン写真
特殊技術によって反射ゾーン
内のエネルギーの変化が
強調されています。

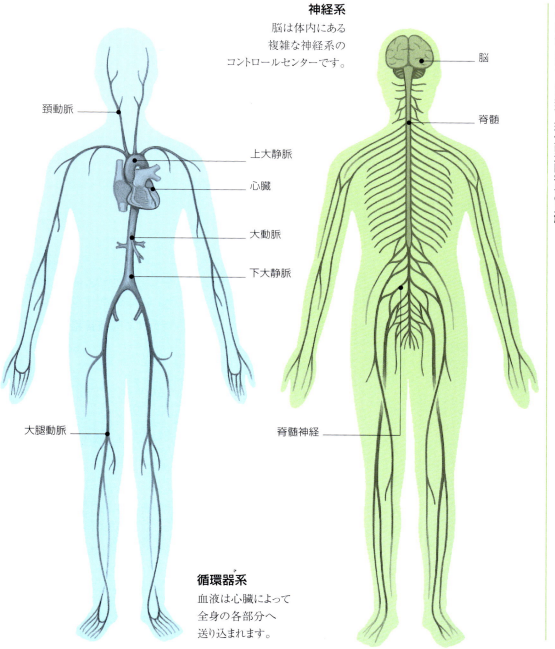

リフレクソロジーと縦方向のゾーン

ウィリアム・フィッツジェラルド博士（Dr. William Fitzgerald）は現代リフレクソロジーの先駆者で、人間の身体の頭頂部から足の爪先へ縦方向に延びる10本の「エネルギーゾーン」を特定しました。脊椎の両側にはそのようなゾーンが5本ずつあり、それぞれの終点は左右の足と手にあります。ゾーン1は、足の親指から身体の内側と、手の親指からは腕の内側にそれぞれ上方向に頭へ向かって延びています。ゾーン2は足の第2指および手の人指し指から延び、他の3つのゾーンも同様に足の指または手の指から身体の外側に向かって位置しています。このように、身体は縦方向に10個の「切断面」に分割され、各切断面は身体の線の変化に沿って同じ割合で広がったり狭くなったりしています。

エネルギーの流れ

リフレクソロジストはこれらのゾーンを利用して「エネルギーの流れ」を感じとっています。彼らの考え方によれば、各ゾーンにはエネルギーが流れており、その流れがゾーン内にある身体の構成要素すべてを通過しているとされています。もしこれらのゾーンのいずれかでエネルギーの流

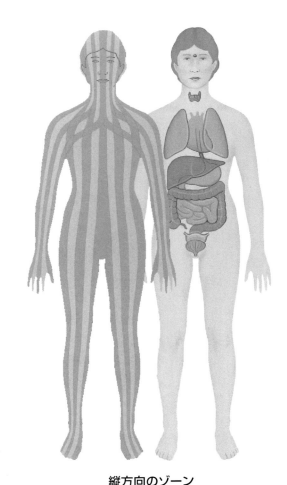

縦方向のゾーン
身体の各部分は1つまたは複数の
エネルギーゾーンに関連しています。

れの閉塞やバランスの乱れが生じると、それらの
ゾーンに含まれる部分が影響を受けると考えら
れています。

　リフレクソロジストは足と手にある様々なゾー
ンの線に沿って存在する様々なポイントに施術
して、そのゾーン上に発生している問題から生じ
た症状を治療するのです。例えば、脊椎や首、
鼻、咽頭に影響している問題を手当するには
ゾーン1にある反射区を施術します。

経絡

　リフレクソロジストの中には、これらの10本の
縦方向のゾーンを、鍼や指圧などの東洋の伝統
療法で用いる12の経絡、すなわちエネルギーが
流れる経路に関連づけている人々もいます。し
かし、東洋療法の施術者は手と足だけでなく、す
べての経絡上の決められたポイント(経穴すなわ
ちツボ)に対して施術を行います。

縦方向のゾーンマップ

通常、ゾーンは足から頭へ、そして頭から手に向けて延びていると考えられています。各ゾーンは身体を前から後へ切断するような形で縦方向に延びており、その幅は身体の形状に応じて広がったり狭くなったりしています。1回のリフレクソロジー施術には、足と手の反射区を使った全身の治療が含まれるのが普通ですが、症状の原因があるゾーンのラインに沿った足または手の反射区については特に丁寧に施術することが可能です。

手と足

手と足には10本の縦方向のゾーンがあり、左右それぞれ5本ずつのゾーンで構成されています。

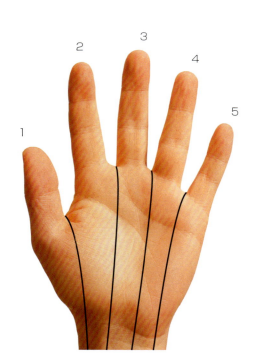
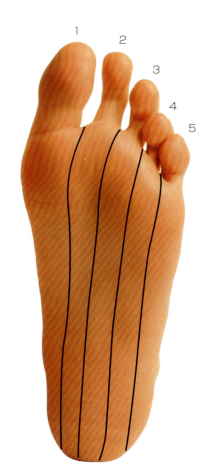

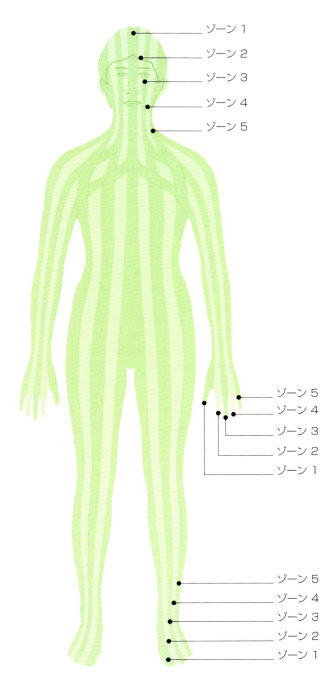

縦方向のゾーン

これらのゾーンは、足の爪先から頭へ、さらに腕から手の指先へと、全身に延びています。身体の中心部分にも、左半身と右半身に延びる想像上の線に沿ってそれぞれ5本ずつ対応するゾーンがあります。

足と手の
横方向のゾーン

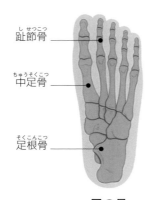

趾節骨
中足骨
足根骨

足の骨
複雑な構造によって
非常に変化に富んだ動きが
可能になっています。

リフレクソロジーの施術中に対処の必要がある足や手の部分をより正確に特定するために、10本の縦方向のゾーンを補完する横方向のゾーンの体系が設けられています。これらの横方向のゾーンは、足と手を水平に横切るように存在し、施術者が簡単に身体の各部と適切な反射区を結びつけられるようになっています。それぞれの足と手にあるこれらの線の正確な場所は、その人の体型の違いを反映して少しずつ異なっています。例えば、腰のラインの位置は、胴の長い人では踵により近く、胴の短い人では踵からずっと離れたところになります。

ドイツで活動しているハンネ・マルカート（Hanne Marquardt）は、足と手の水平方向の各区画が身体の様々な部分にどのように関係しているかを明確にしたガイドラインを最初に定義づけたリフレクソロジー療法士です。足を横方向に明確に区分する3本のラインの内の2本は、帯状に並んだ骨の間の接続部分に沿って位置していますが、3本目のラインは距骨（足首の骨の1つ）の間にある想像上のラインとなっています。

フットゾーン

最初のラインは肩のラインとして知られるもので、趾節骨、すなわち足の指の骨と足の指の付け根から始まる中足骨の間の連結部分に沿ったラインです。2つ目のラインは腰のラインで、足のほぼ中ほどの、中足骨と足根骨の境目にあるラインです。3つ目のラインは骨盤のラインとして知られ、2つの距骨の間を踵を横切るように延びるラインです。

ハンドゾーン

　手はその骨格の構造から横方向のゾーンが簡単にわかるようになっていませんが、リフレクソロジストの中には、足に設定されたラインに対応するように手の上に想像上のラインを設定する人もいます。手と足の大きさの相対的な違いにより、手の横方向のゾーンに含まれる各部分は足よりも範囲が狭くなります。

個人差による変動

横方向のゾーンの位置は、その人の体型によって異なります。腰のラインの位置は、胴の長い人では踵により近く、胴の短い人では踵から遠くなっています。

横方向のゾーンマップ

足を縦方向と横方向のゾーンに分割したイラストを見れば、足の形と構造が身体のその他の部分を反映している様子が即座にわかるでしょう。また、足の全体的な形や大きさと、その人の身体の形や大きさの間には一定の対称性があります。例えば、非常に背の高い人の足は平均的な足よりも長い傾向にあります。

手
リフレクソロジストの中には、手に「想像上の線」を描いたところを頭の中でイメージする人もいます。

足
3本のラインで明確に区分されています。

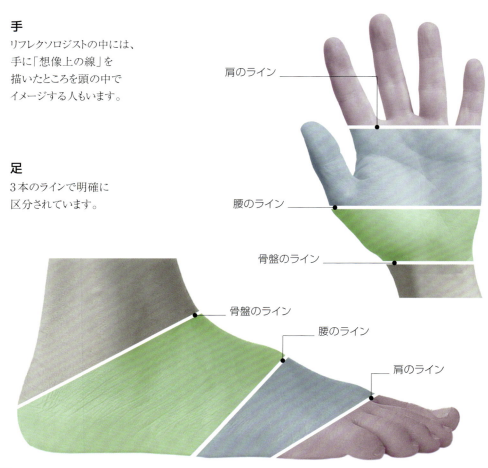

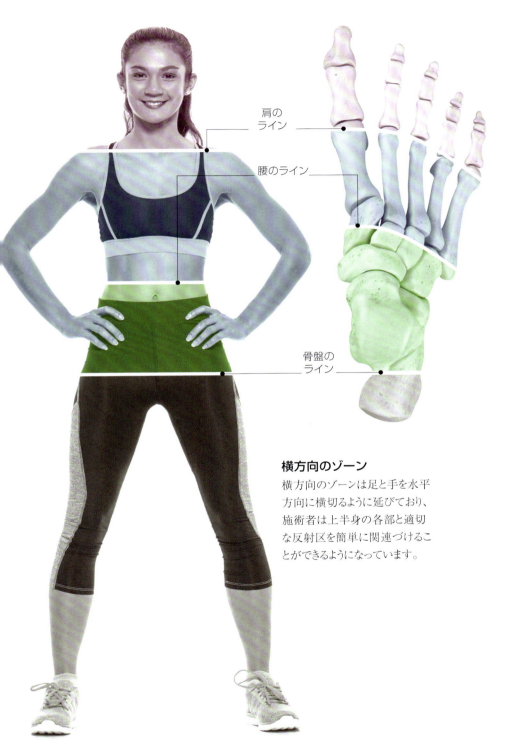

肩のライン

腰のライン

骨盤のライン

横方向のゾーン

横方向のゾーンは足と手を水平方向に横切るように延びており、施術者は上半身の各部と適切な反射区を簡単に関連づけることができるようになっています。

リフレクソロジーの原理　**横方向のゾーンマップ**

エネルギーの閉塞の影響

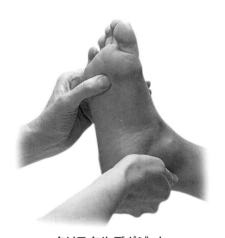

クリスタルデポジット
リフレクソロジストは
「ざらざらした感じ」のするクリスタルに
表れたバランスの乱れを治します。

リフレクソロジーの施術の基礎となっているものは、身体にはエネルギーの自然な流れがあり、エネルギーが各ゾーンをスムーズにすいすいと流れていると、最良の健康状態の維持や治癒の促進を助ける、という考えです。健康な人ではこのエネルギーは活力に満ちており、その時々で必要とされるバランスを自然に保っています。しかし、残念ながら、その理想的な状態は簡単に乱れてしまうことがあり、様々な症状をもたらしたり、全身の快適さが失われることがあります。エネルギーの流れに悪影響を及ぼす可能性のある要素には、現代のライフスタイルにおける様々な局面が含まれます。

現代西洋医学による対処法

病気になった時に最初にとる手段は、市販薬や医師による処方薬を使うことが多いものです。これらの薬物療法は症状を和らげることはあるものの、問題の根本原因に対処するものではありません。

ホリスティック医学による対処法

このような対症療法的な取り組みとは大きく異なり、リフレクソロジストは症状を訴える人を一個人としてとらえ、施術内容を計画する際には、その人の健康が失われた原因として考えられるすべての要素を考慮します。施術を受ける人が語る言葉や、足や手の反射区に触れることで感じとった具体的な問題についての情報を合わせて問題の全体像を描くのです。

クリスタルデポジット

　特定の部分が圧に対して敏感であったり、時には何かの結晶が蓄積しているかのように皮膚の下にざらざらしたものを施術者が触れることができる場合、これらは治療可能なエネルギーのアンバランス状態がある部分を具体的に示しているのです。ざらつき感や圧痛が強いほどアンバランス状態も重症になります。

　リフレクソロジストはこのような粒状の蓄積物を分解し、ゾーンに沿ったエネルギーの流れを回復させ、血液供給量を増加させてこれらの「毒素」を流し出そうとします。熟練したリフレクソロジストは極わずかなバランスの乱れにも非常に敏感で、それに基づいた施術計画を立てて実施します。

ライフスタイル

ストレスや緊張、不安、貧弱な食生活、環境汚染、運動不足など、多くの要素が本来あるべきエネルギーの状態に悪影響を及ぼすことがあります。

リフレクソロジーの原理　エネルギーの閉塞の影響

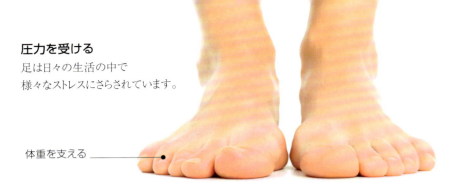

圧力を受ける
足は日々の生活の中で
様々なストレスにさらされています。

体重を支える

足と手の機能

ほとんどの人は、何か問題が起こるまで足や手について考えることは滅多にありません。健康な足は頑丈で柔軟性があり、母指球と踵(ほしきゅう)部分に衝撃吸収機構があって有効に機能し、足の指は様々な条件下で効果的に働いてバランスを維持しています。人間の手は、重いものの持ち運びや微妙で巧みな精密動作を含む実に様々な種類の動作に容易に対応しています。

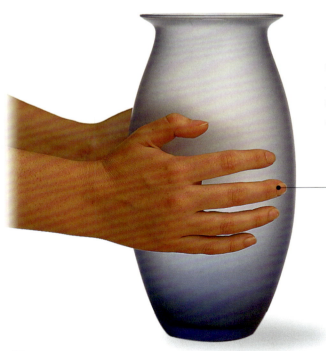

ものを握る
手は多種多様な形をした物体
を握ったりつかんだりするため
の効果的なツールです。

握る動作

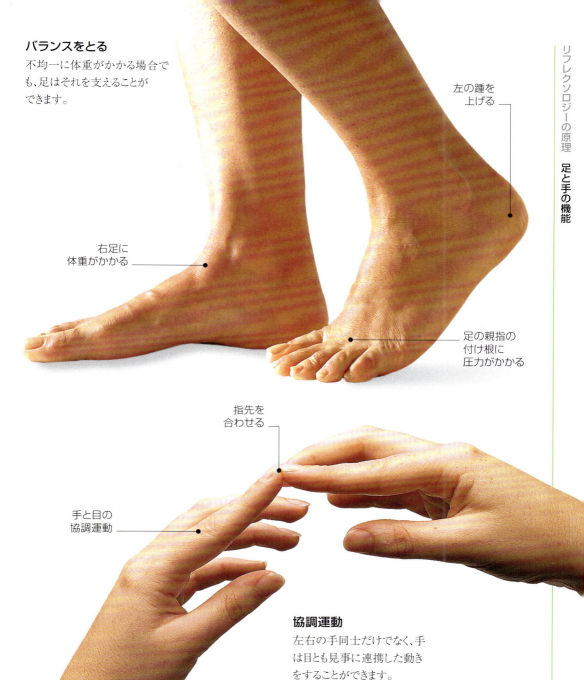

バランスをとる
不均一に体重がかかる場合でも、足はそれを支えることができます。

- 左の踵を上げる
- 右足に体重がかかる
- 足の親指の付け根に圧力がかかる

協調運動
左右の手同士だけでなく、手は目とも見事に連携した動きをすることができます。

- 指先を合わせる
- 手と目の協調運動

リフレクソロジーの原理　足と手の機能

足と手の構造

足と手の骨格の構造は類似しており、足には26個、手には27個の骨があります。これらを合計すると、足と手の骨の数は人体全体の骨の数の半分にあたります。私たち人間が類人猿から進化する過程において、足と手の機能は分化し、手で歩いたり足で重いかばんを持ち上げることは簡単にできなくなりました。

足
　それぞれの足の指は趾節骨と呼ばれる14個の骨で構成されています。この趾節骨は親指には2個、その他の指にはそれぞれ3個ずつあります。これらの趾節骨は、踵に向かって延びる長い骨、すなわち中足骨に靭帯でつながっています。残りの7個の骨はまとめて足根骨と呼ばれています。支持力と安定性は踵のすぐ前にあ

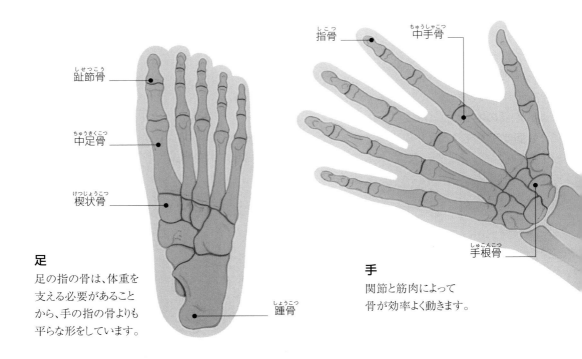

足
足の指の骨は、体重を支える必要があることから、手の指の骨よりも平らな形をしています。

手
関節と筋肉によって骨が効率よく動きます。

る舟状骨と立方骨につながっている3個の楔
状骨によって得られます。踵の骨は踵骨と呼ば
れ、その構造は距骨と呼ばれる外側の骨によっ
て完成されています。

　関節を支える60個から70個の靭帯組織お
よび約40個の筋肉によって、このような基本構
造に強度と可動性が与えられています。母指
球のように潜在的に脆弱な部分には脂肪層が
あり、歩いたり走ったり、跳躍する際に地面に対
して生じる衝撃からの保護と衝撃を緩和する働
きをしています。

手

　手の骨格の構造は足のものと非常に似てい
ます。それぞれの手は27個の骨で構成されて
いますが、その内14個は指に、5個は手のひら
に、8個は手首部分にあります。独立した関節
がそれぞれを連結しており、手の様々な部分で驚
くほど広範囲で複雑かつ繊細な動作が可能と
なっています。

フットマップ

反射区が最も密集した部分は足の裏にあります。腎臓や肺、目や耳のように２つずつあるもの、さらに、脳や首、胃などの身体の中心に位置する部分や臓器は両足に反射区があります。心臓や肝臓のような１つだけの臓器の反射区は片足にしかありません。

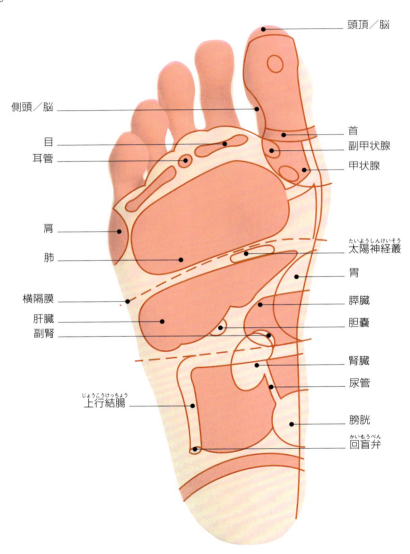

足底図

反射区の大部分は足の裏にあり、「足底図」で確認することができます。ここに示した図は、その典型的なものです。

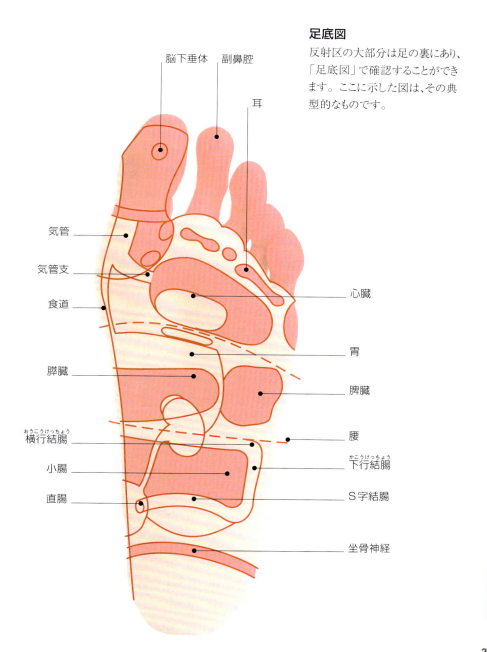

31

足のまわりにある反射区

リフレクソロジストが使う足の反射区の図（フットマップ）では、足の裏（足底面）、足の甲（足背面）、足の内側（内側面）と外側（外側面）の４つの面を示しています。足の形は上半身の形を反映していることから、反射区もそれに対応して位置しています。つまり、頭の反射区は足の親指に、尾骨（尾てい骨）は踵の後側にあるのです。

すべての反射区は非常に細かく定められており、中には比較的小さいものもあるため、そのような反射区の手当をする際には施術者は細密画家のように細かい動きが求められます。

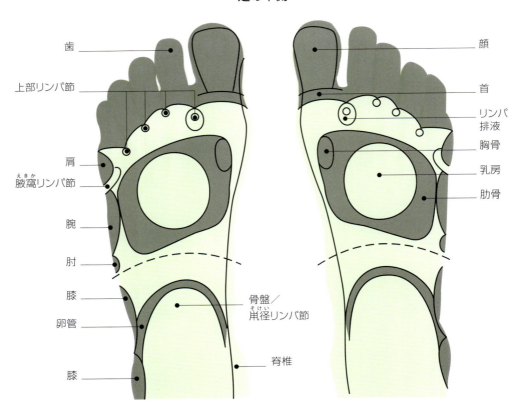

足の甲側

左足の外側

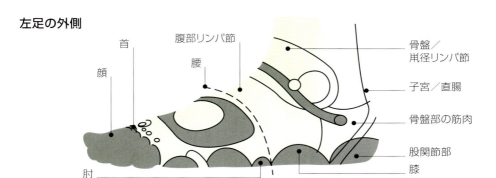

右足の内側

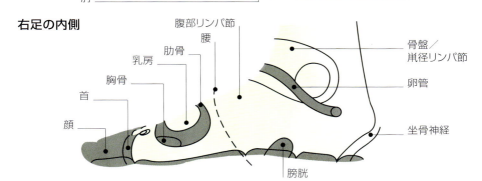

右足の外側

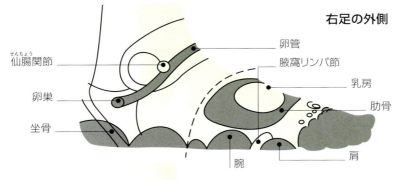

左足の内側

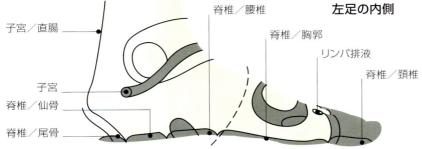

ハンドマップ

手の反射区は足の反射区に似ていますが、手は足に比べて厚みがないため、手の側面を独立したマップにする必要はありません。すべての反射区の位置を手のひらのマップ（手掌面）と手の甲のマップ（手背面）に示すことができます。反射区の大部分は手のひら側にあり、しかも両手にあります。

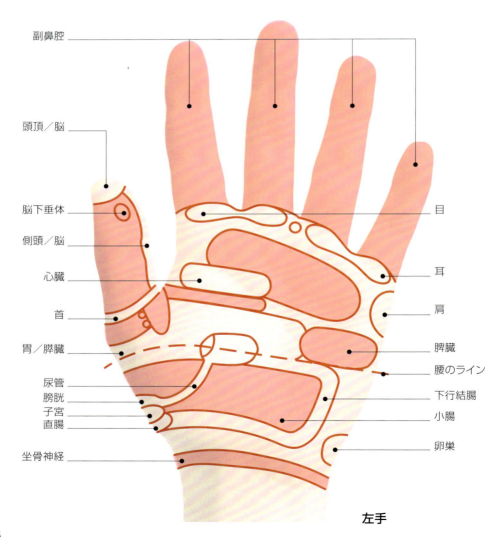

左手

手掌面

身体の様々な部分の反射区が
手のそれぞれ対応する部分にあります。
足と同様に、
頭に対応する反射区は指先にあり、
胴体下部に対応する反射区は
手首の方にあります。
大半の反射区は手のひら側にみられます。

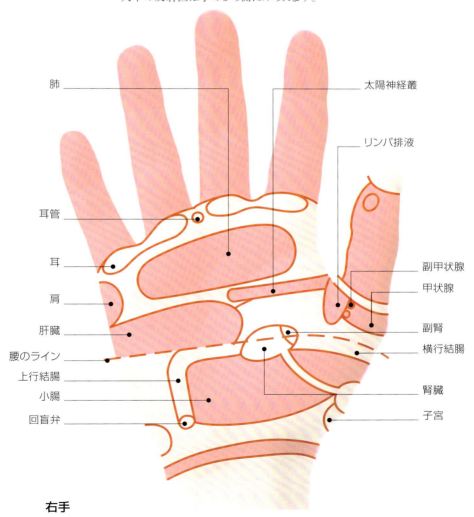

右手

リフレクソロジーの原理　ハンドマップ

手の甲にある反射区

手の甲にある反射区は足の甲にあるものと同じです。手のひら側にある反射区の中には、手のひら側から手の側面へ延びているものもありますが、これらには横隔膜、股関節部、骨盤、卵巣や精巣などがあります。

手への施術は家庭で自分で行う方法として推奨されることがありますが、手は足に比べて小さく、反射区の中には非常に小さいものがあることから経験の浅い人にとっては反射区を正確に特定することが難しい場合があります。

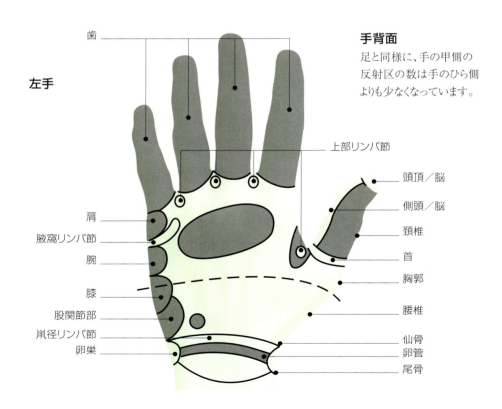

手背面
足と同様に、手の甲側の反射区の数は手のひら側よりも少なくなっています。

左手

歯／上部リンパ節／頭頂／脳／側頭／脳／頸椎／首／胸郭／腰椎／仙骨／卵管／尾骨／肩／腋窩リンパ節／腕／膝／股関節部／鼠径リンパ節／卵巣

感受性

リフレクソロジーに対する手の感受性の度合いは実に様々です。足に外傷や変形、感染症などがある場合には、リフレクソロジストは足ではなく手への施術を選択することがあります。

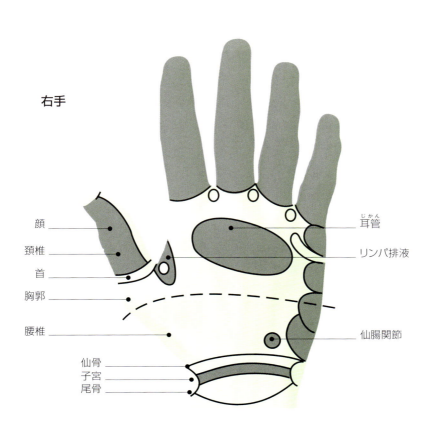

右手

- 顔
- 頸椎
- 首
- 胸郭
- 腰椎
- 仙骨
- 子宮
- 尾骨
- 耳管(じかん)
- リンパ排液
- 仙腸関節

リフレクソロジーの基本

　　リフレクソロジーの1回の施術時間はだいたい45分から1時間ですが、足ではなく手に施術する場合には、手の方が小さいために所要時間も少し短くなる傾向があります。　一般にリフレクソロジストは右足（または右手）から施術を始め、その後左側へ移ります。これはドリーン・ベイリー（Doreen Bayly）が推奨する順番です。　施術中に経験する感覚は人によって異なりますから、痛みを避けるために施術者は用いる圧の程度を調整します。また、施術者はある特定の部分を過剰に刺激しないように注意します。

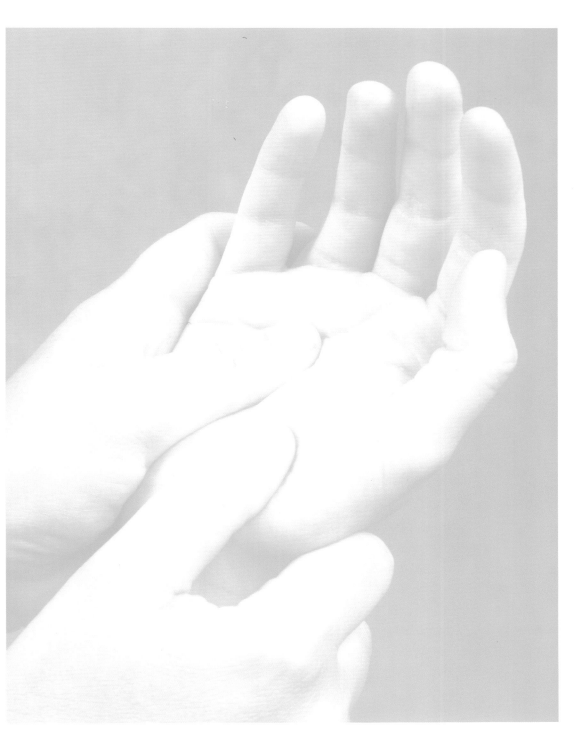

リフレクソロジー 施術を始める前に

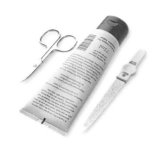

爪の手入れ
リフレクソロジストは
爪を短く切り揃え手の皮膚を
柔らかく保っておかなければなりません。

リフレクソロジストは必要に応じて現代西洋医学の専門家と並行して活動し、患者が現代西洋医学と補完療法の両方から同時にメリットを得ることを常に目標としています。リフレクソロジストは施術前に健康状態とライフスタイルについて質問をするでしょう。足の深部静脈血栓症または重症の骨粗鬆症のようにリフレクソロジーの施術が望ましくない状態もいくつかあります。また、糖尿病や甲状腺疾患、妊婦、または長期的な健康上の問題のある人に施術する場合は注意が必要です（60-61ページ参照）。リフレクソロジーは薬物の作用に影響する可能性があるため、なんらかの薬物療法（ハーブ療法を含む）を受けている場合にはリフレクソロジストにその旨を伝えてください。

準備

足に施術する場合、リフレクソロジストは履物を脱いでソファまたはリクライニングチェアに座ってリラックスするよう促します。リフレクソロジストはまず湿った布で足を冷却し、汗や足の表面の汚れをふき取って清潔にします。次に足を調べて健康上の問題の徴候がないか確認し、タルカムパウダーをはたいてはじめのマッサージを行い、これから施術すべき圧痛や疼痛のある部分を探します。

足の問題

施術を受ける人の足の状態が悪いと施術の効果が減少する可能性があります。魚の眼やたこなどの問題はリフレクソロジーを行う前に足専門医による治療を受けるべきです。まめや切り傷または擦り傷は施術前に治し、足の皮膚が乾燥傾向にある場合は保湿しておくべきです。感染症のような問題があって、足の手当を行うことが困難または不可能な場合には、足の代わり

として同じ原理が適用される手に施術することができます。

手の手入れ

　施術者の手は重要な「商売道具」の1つですから、ピアニストや外科医と同様に十分に手入れする必要があります。圧を加えるために親指（および場合によってはその他の指）の先端を使うことから、爪を短くきれいに切り揃え、施術中に相手の皮膚に爪が刺さらないようにすることが重要です。リフレクソロジストは手の保湿を十分に維持し、皮膚が固くなったり荒れたりしないようにし、常に細心の注意を払って清潔にしておかなければなりません。

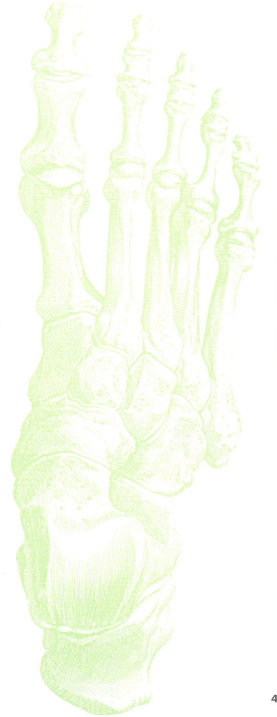

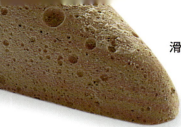

滑らかな皮膚
定期的に軽石を使うと固くなった皮膚を滑らかにするのに役立ちます。

足の手入れの仕方

足を洗ったら完全に乾かすようにします。特に足の指の間に注意してください。水分が残っていると水虫などの細菌感染を助長することがあります。皮膚が十分に滑らかな状態になっていない場合は、軽石と作用の穏やかな研磨剤入りクリームを使ってください。爪は短く保ち、巻き爪になるのを防ぐためカーブ状ではなく直線状に切りましょう。手入れの最後には保湿剤をよく擦り込んでください。

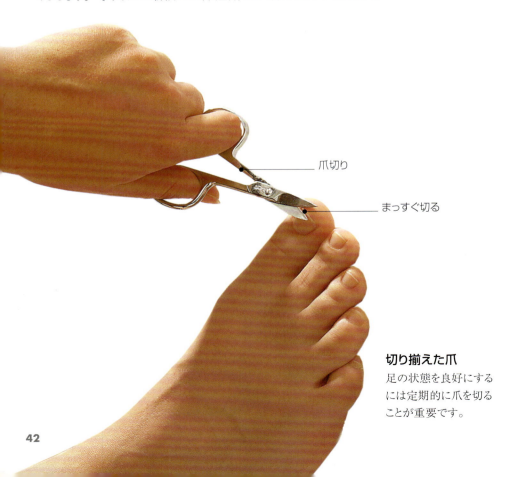

爪切り

まっすぐ切る

切り揃えた爪
足の状態を良好にするには定期的に爪を切ることが重要です。

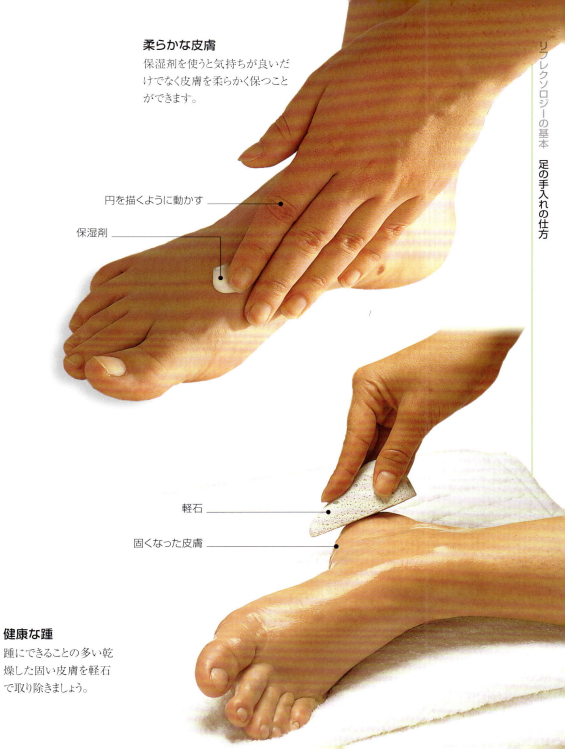

柔らかな皮膚
保湿剤を使うと気持ちが良いだけでなく皮膚を柔らかく保つことができます。

円を描くように動かす

保湿剤

軽石

固くなった皮膚

健康な踵
踵にできることの多い乾燥した固い皮膚を軽石で取り除きましょう。

リフレクソロジーの基本　足の手入れの仕方

施術を行う側と受ける側の人間関係

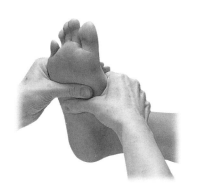

優しいタッチ
誰かに触れられる時には
最初は緊張する人が多いものです。

現代西洋医療であれ補完医療であれ、治療の形態を問わず、施術する側と施術を受ける側の間に十分な共感関係と信頼関係を築くことができれば治療効果がより一層高まります。患者への接し方が優れた医師は、たいていの場合、ぶっきらぼうであったり無愛想な医師よりも多くを達成でき、同じことは補完療法の施術者にも当てはまります。これは、施術の受け手の信頼を得て、彼らがリラックスできるように心地よい気分にさせることを意味しています。

人間的な手当法

あらゆる補完療法において最も重要な局面の1つは、それが全体観的な視点に立ったものであるということです。施術の目的は、身体に備わった自己治癒力の刺激と身体の自然なバランス（ホメオスタシス）を回復することにあります。リフレクソロジーの施術に効果がある主な理由の1つは、施術前、施術中、そして施術後にどのように感じているか率直に話すことを促され、つまり訴えを真剣に受け止めてもらっていると実感できるからだと言う人が大勢います。

信頼関係を築く

リフレクソロジーは足に対してのみ施術し、マッサージのように服をすべて脱ぐ必要はないものの、他人に触れられることに対して抵抗を感じる人はたくさんいます。そのような場合、施術者自身がリラックスして心が落ち着いた状態にあれば良い効果が得られるのですが、そのためには、気を散らすような要素を心の中から追い出して相談者に完全に集中できるように特別な努力を払う必要があるかもしれません。

適切な環境

　リフレクソロジストの多くはもともと心が温かく、思いやりにあふれた人で、他者の話に耳を傾けて安心させることに優れた人です。非常に神経質な相手であっても、自分が安全で暖かく包み込まれるような環境にあり、施術者が自分の症状の改善を助けることに集中してくれていることに気づけばたいていはリラックスできることが多いのです。施術を受ける側にとって、重要なことは、リフレクソロジー施術は一種の協力関係のようなもので、身体と心のバランスを回復して自己治癒ができるように施術者と被施術者が一緒になって努力するものであると理解することです。施術は決して特効薬的な効果を期待したものではなく、身体を解放して元々備わった治癒力や回復力を活用しようとするものなのです。

心を和ませる音楽

施術を受ける人をくつろがせるために、心を和ませるような音楽や鳥の鳴き声、波が砕ける音のような自然界の音を流して、リラクセーションと精神の集中を促そうとする施術者もいます。

適切な環境

特別な設備という点では、適切な椅子以外に必要なものはありません。優先すべき重要な点は、暖かくリラックスできる雰囲気、自分の手の動きが楽に見えるだけの十分な照明を整えることです。施術のはじめに相談者との面談を行う際に使う普通の椅子に加えて、施術に丁度良い位置まで楽に足を上げることができるようなリクライニングチェアを用意する場合があります。

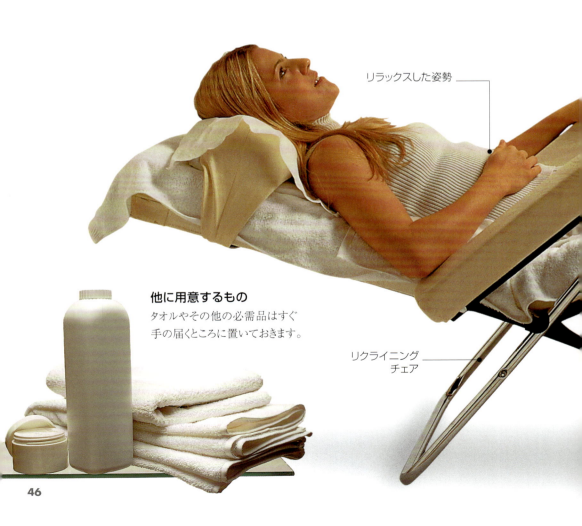

リラックスした姿勢

他に用意するもの
タオルやその他の必需品はすぐ手の届くところに置いておきます。

リクライニングチェア

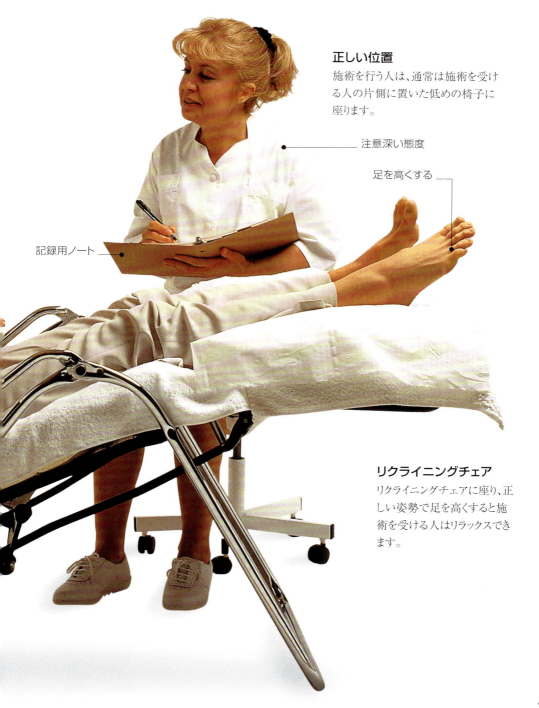

正しい位置
施術を行う人は、通常は施術を受ける人の片側に置いた低めの椅子に座ります。

注意深い態度

足を高くする

記録用ノート

リクライニングチェア
リクライニングチェアに座り、正しい姿勢で足を高くすると施術を受ける人はリラックスできます。

リフレクソロジーの基本　適切な環境

精神面での準備

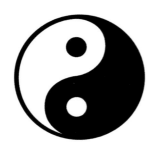

バランスのとれた状態
施術者は施術を始める前に自分の
エネルギーバランスを整えなければなりません。

施術に適した環境が整ったら、施術効果を最大にするためにリフレクソロジストは自らの心を落ち着けてリラックスする必要があります。自分自身がリラックスできていなければ、施術を行う相手をリラックスさせられる可能性は低くなるでしょう。また、リフレクソロジストは自らの施術に全力を注ぎ、集中する必要があります。反射区を極めて正確に特定できるだけでなく、相手の反応を感じとるために自分の心の状態も良好にしておく必要があるのです。毎回の施術は、相手の特定のニーズに合わせて調整しなければならないことから、相手のボディランゲージだけでなく言葉の意味合いを受け止める力も持っていなければなりません。これらすべてのことを行うには、施術中に相当集中していることが求められます。

これらの要件は施術者にとって大きな負担であり、当然ながらそれらを満たすのが難しい時もあります。施術者は皆、心を乱す考えを追い出し、今自分の目の前にある仕事に関係のない問題を脇に置いておくためのそれぞれ独自のやり方を持っているものです。ヨーガや瞑想は心を落ち着かせるという点で効果が実証されている方法の内の代表的な２つにすぎません。

ヨーガ

施術者の多くはヨーガから取り入れた方法が特に有用であると考えていますが、これらは必要に応じて施術の直前またはその他いつでも実践することができます。「死体のポーズ」を試してみましょう。仰向けに寝て、両腕は手のひらを上に向けた状態で身体から離して置き、足は軽く開きます。規則正しく呼吸をすることに集中し、20回くらい呼吸を繰り返しながら息を吸ったり吐いたりするたびに腹部が上下するのを意識します。ゆっくりと規則正しい呼吸を続けながら、酸素と共にエネルギーが身体の中に入ってくるのを感じとってください。

横になった際に身体に力が入っているのを感じたならば、爪先から身体の上方向に順番に筋肉を緊張させては弛緩させる動作に集中し、顔

の筋肉に達するまでこれを続けてください。

瞑想

　ものが何も置かれていない部屋の中に座っ
て瞑想を行うことで雑念を取り払うことができる
という人もいます。深いリラクセーションの境地
に達するための方法には様々なものがあります
が、それらにはすべてある同じ方法、すなわちある
特定の行動またはイメージへの集中が含まれて
います。気が散った時は意識的にその特定の
行動またはイメージへ心を向けるようにするので
す。初めは雑念に抵抗するのは難しいものです
が、練習をすればだんだん簡単になります。

マントラを使う方法

独自のマントラ、すなわち繰り返し唱える言葉ま
たはフレーズを使うと瞑想が楽に行えるという
人もいます。最もよく使われるマントラは "Om
（オーム）"です。

適切な姿勢

施術を受ける人は、背中や首、脚を支える快適なリクライニングチェアに座ります。椅子の下部分を曲げ、ふくらはぎを椅子面に心地よくあてた状態で膝が軽く曲がるようにします。これによって施術を受ける人の足が施術者にとって楽に作業できる高さになります。施術者はリクライニングチェアの下部分に置いた低めの丸椅子に相手の方を向いて座るのが普通です。

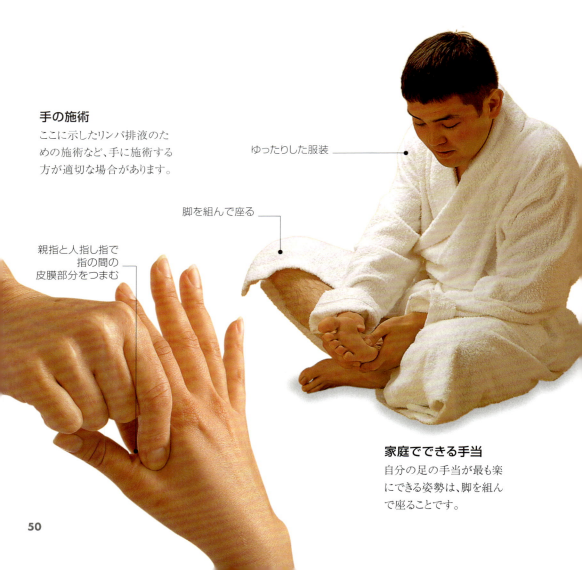

手の施術
ここに示したリンパ排液のための施術など、手に施術する方が適切な場合があります。

ゆったりした服装

脚を組んで座る

親指と人指し指で指の間の皮膜部分をつまむ

家庭でできる手当
自分の足の手当が最も楽にできる姿勢は、脚を組んで座ることです。

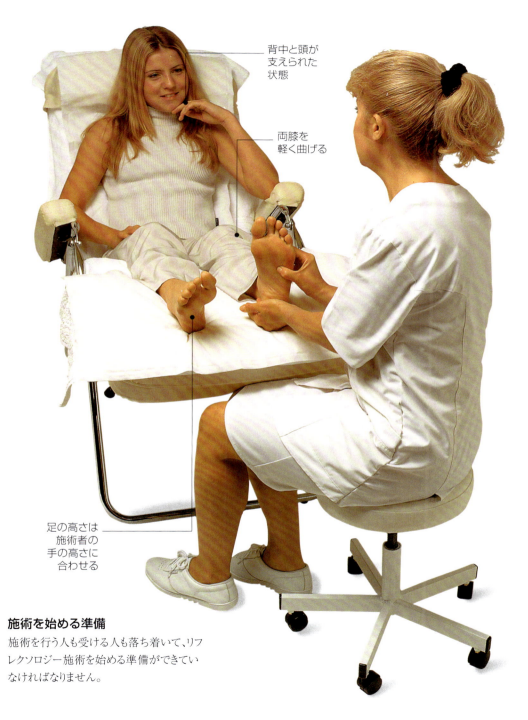

背中と頭が
支えられた
状態

両膝を
軽く曲げる

足の高さは
施術者の
手の高さに
合わせる

リフレクソロジーの基本　適切な姿勢

施術を始める準備

施術を行う人も受ける人も落ち着いて、リフ
レクソロジー施術を始める準備ができてい
なければなりません。

施術で用いる圧の種類

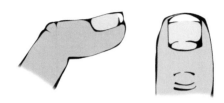

親指またはその他の指
親指やその他の指を
正しく使うことは圧の調整をする上で役立ちます。

初心者はどのくらいの圧をかけたらよいのか不安に思うことが多いものです。圧が弱すぎると効果が少なくなり、強すぎると不快感を引き起こし、極端なケースでは相手に痛みを与えることになりかねません。これが適切であるといえる圧の程度は決まっておらず、むしろ、受け手の反応の観察に基づいて用いる圧の程度を調節するのはリフレクソロジストの問題なのです。一般的なガイドラインとして、圧はしっかりとしたものでなければなりませんが、強すぎてはならず、しっかり圧をかけようとするあまり疲れを感じるほどであってはなりません。

人によって異なる感受性

施術に対する感受性は人によって大きく異なります。比較的軽い圧でも不快感を覚える人がいれば、かなり強い圧をかけてもあまり感じないと言う人もいます。対応する身体部分が適切に機能していない場合、特定の反射区に圧痛を感じる傾向がありますから、その場合はより軽い圧を必要とすることがあります。

この点はリフレクソロジストとしての経験を積み、次々と返ってくる受け手からの反応に合わせて圧の程度を調整できるようになればあまり問題ではなくなります。手への施術の場合には、手は足に比べて感受性が低いことが多いことからより強い圧を用いる必要があるかもしれませんが、人によっては足よりも手の感受性が強く、足よりも小さい圧が必要となることがあります。

親指の動き

施術中は、親指（または場合によっては他の指）は常に相手の皮膚に触れているべきで、ある反射区から次の反射区へ移動する場合には、徐々に小さくステップを踏むように移動します。各反射区間の距離は非常に短いため、あるポイントから別のポイントへの移動は非常に精

密に行わなければなりません。重要なことは、できるだけ親指を伸ばさないようにすることです。施術の間中、親指を一定の角度に曲げておくことで、施術者は疲れることなく圧をコントロールすることができるのです。

　この動きをしやすくし、親指が皮膚の上でひっかかることなく滑らかに動くようにするために、施術を行う相手の足や手に軽くタルカムパウダーをつけます。マッサージとは異なり、リフレクソロジーではオイルを皮膚に塗ることはありませんが、これは、オイルを使うと親指が滑りやすくなり、持続的な圧をかけたり、反射区を移動する際に必要とされる線状の動きをすることが難しくなるためです。

テクニック

親指の曲げ伸ばしを避け、曲げた状態をできるだけ長く保つようにしましょう。

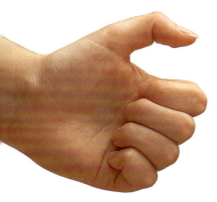

親指の形
施術中は親指を伸ばさないようにすることが重要です。

親指とその他の指による圧

ほとんどの反射区は親指で施術を行いますが、それが難しい場合には代わりに他の指を使うこともできます。使う指の形とテクニックは同じです。親指を曲げ、親指の爪が受け手の皮膚に食い込むのを避けるため、実際の先端ではなく先端部分の内側または外側の面で圧を加えます。1つの反射区に数秒間圧を加えた後に緩め、親指を次の反射区へ移動させてください。

圧
親指の先端の面を使って反射区に圧を加えますが、その際、親指は曲げた状態で圧をかけ、しばらくそのままにした後に圧を緩めます。

動作
受け手の皮膚に手を触れたままで、親指を徐々に前に押し出すように隣接する反射区へ動かします。

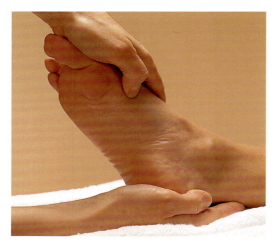
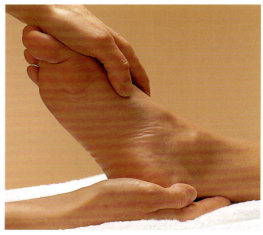

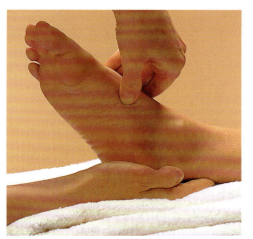

滑らかに動かす

ある反射区から別の反射区へ親指を移動する際は、親指が皮膚にひっかかったり強く擦ることのないように滑らかに動かすことが大切です。

点線を描くように動かす

足の端にある脊椎の反射区に沿って刺激する際は、点線を描くように各反射区を押していきます。

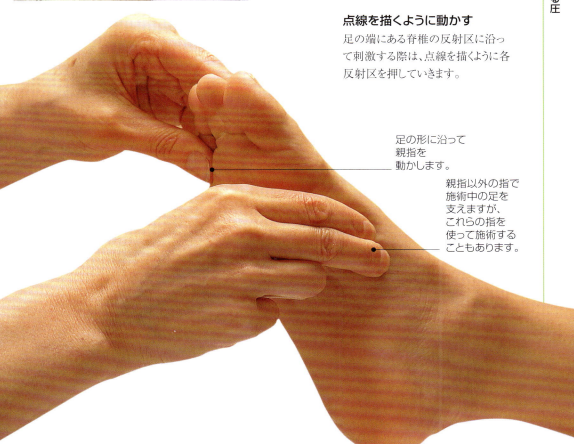

足の形に沿って親指を動かします。

親指以外の指で施術中の足を支えますが、これらの指を使って施術することもあります。

リフレクソロジーの基本　親指とその他の指による圧

施術中は常に手を触れた状態にします

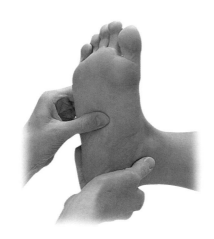

常に支えておきます
空いている方の手で
足をしっかり支えておかなければなりません。

リフレクソロジストは、施術の際にリクライニングチェアを使って、受け手が快適でリラックスし、身体が十分に支えられた状態を確保し、足を楽に手が届く位置にもってきます。施術の間中、施術者の両手は常に施術を行っている足または手に触れた状態にしておかなければなりません。急に手を離すと受け手を不安にさせ、施術の流れを中断することになります。

支え

足または手を施術する際には、施術者の空いている方の手でしっかりかつ心地よくその足または手を支え、受け手が苦痛を感じることなくリラックスした状態を保てるようにします。施術を行っている方の手が足のまわりを動いている際には、支えている方の手の位置もその動きに応じて調整します。足は必要に応じて左右どちらから支えることも可能で、親指と人差し指の間の皮膚が常に受け手の足に触れているようにすべきです。施術者は受け手の足を軽く自分の方に引き寄せるように持ちますが、その際、決して足の指を甲方向に曲げないようにしてください。支えている方の手で施術を行っている手から加えられる圧力を受け止めるようにし、圧力に反応して足が動かないようにしっかり支えます。

同じ原理が手への施術にもあてはまりますが、たいていの場合、手は下から支えて施術を受ける人の手が施術者の手のひらの上に心地よく載るようにすると楽です。

自己施術

　自己施術を行うには、空いている方の手で足を支えることができますが、足ではなく手へ施術する場合には、膝に置いたクッションの上で手を支える必要があるでしょう。

　正しいテクニック

　自分自身に施術する場合も、誰かに施術する場合も、施術を行う足または手を支えることによって受け手が安心や快適さを感じられるようにし、施術者自身も不自然な肉体的負担を感じることなく自由に施術ができるようにしなければなりません。初心者は正しいテクニックを身につけるのに時間がかかるかもしれませんが、経験を重ねれば、自分自身にとっても相手にとっても適切な加減を感じ取れるようになるでしょう。

リクライニングチェア

リクライニングチェアは、施術を受ける人の足を施術に快適な高さに持ち上げつつ脚をリラックスした状態に支えることが可能です。依頼者の自宅で施術を行う場合には、施術者はこのような椅子を持ち込むこともできます。

リフレクソロジーの基本　施術中は常に手を触れた状態にします

支え方

足が動き回らないようにしなければならないので、支える方の手は施術を行っている手から加えられる圧を受け止められるような位置におく必要があります。施術を行っている反射区に応じて足を様々な位置で支える必要がありますが、基本となる支え方は常にだいたい同じで、人差し指と親指の間の皮膜部分に相手の足をあてるようにして、その足を軽く施術者の方に引き寄せます。

首

この反射区は足の裏の親指の付け根のすぐ上にあり、右足に対して右手の親指を足の内側の端から動かすように施術しますが、その際、左手で足を支えます。

横行結腸

この反射区は足の裏の腰のラインにあるすべてのゾーン上にあります。左足に対して左手の親指で施術しますが、その際、左手のその他の指は足の甲にあてておきます。

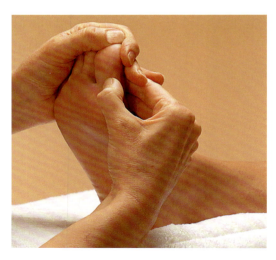

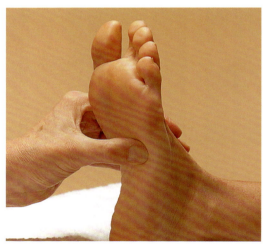

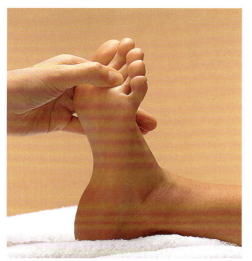

耳管
この反射区は足の裏の第3指と第4指の間の皮膜部分のすぐ下にあります。左足に対して左手の親指で施術しますが、その際、右手で足の指先を支え、軽く伸ばすようにします。

リフレクソロジーの基本　支え方

太陽神経叢の呼吸
この施術では、それぞれの足の裏の中央部にある太陽神経叢の反射区に親指をあて、その他の指はそれぞれの足の甲と足の外側の端にあてておきます。

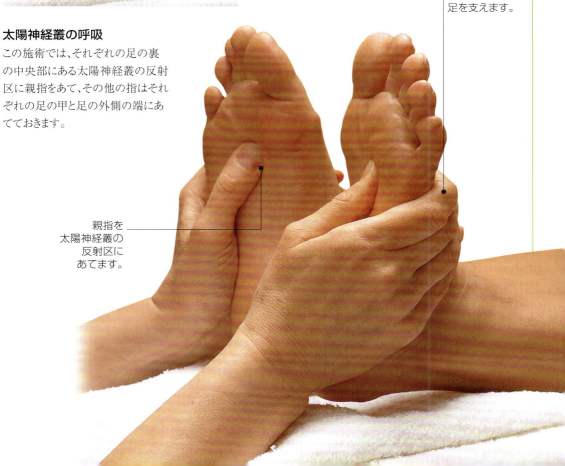

親指以外の指で
それぞれの
足を支えます。

親指を
太陽神経叢の
反射区に
あてます。

特に注意すべきこと：リフレクソロジー施術が適さない場合

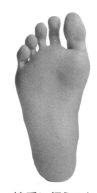

慎重に行うこと
リフレクソロジーを同時に
行うべきではない場合があります。

リフレクソロジーは純粋な補完療法であり、リフレクソロジー以外に現代西洋医学による治療を受けている人に施術を行う場合がよくあります。リフレクソロジストは、リフレクソロジーが現代西洋医学の治療の代替療法であると主張することはなく、いかなる治療も主治医に相談することなく中止を勧めることはありません。

しかし、一般的にリフレクソロジーが推奨されない状態もいくつかあり、また、患者の状態をよく認識している熟練した施術者のみが施術を行うべき状態もあります。例えば、高熱や深部静脈血栓症または静脈炎のある人、または関節置換の手術を受けたばかりの人については回復するまで施術を延期します。施術を受けてもよいか不安がある場合には、主治医に相談してください。

薬物療法

リフレクソロジーは身体の排泄の速度と量を促進すると考えられており、そのため処方された薬物の作用に影響する可能性があります。甲状腺疾患や糖尿病、てんかん、高血圧などの治療に用いられる薬物に対する患者の反応に施術が影響を及ぼす可能性があることを施術者が認識しておくことは非常に重要です。リフレクソロジーの施術中には用量調整が必要となる可能性があることから、この点について患者は医療関係者に相談しなければなりません。また、リフレクソロジーはハーブやホメオパシー、アロマセラピーといった療法の作用にも影響する可能性があることを覚えておきましょう。

妊娠

リフレクソロジーは例えば、切迫流産の経験があるなどのハイリスク妊娠（訳注：母体や胎

児にトラブルが起こる可能性が高い妊娠）の女性には適していません。通常、妊娠３ヶ月以内の施術はお勧めできません。

骨と関節

リフレクソロジーは骨がもろくなっていく疾患である骨粗鬆症の症状が重い人には適切ではありません。関節（特に手と足の関節）に症状が出る関節炎や痛風で、特に炎症や腫脹、疼痛がある場合には特別な注意が必要です。

特に注意が必要な状態にある場合の自己施術

上に述べた状態に現在当てはまる人、またはこれまでにそのような状態を経験している人は、自分で施術を行うべきではありません。資格を有する熟練した施術者に相談してください。

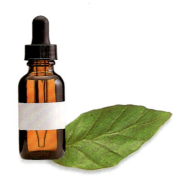

フラワー療法
バッチ(Bach)のフラワー療法は情緒面の問題を和らげるのに用いることができます。

自助努力

リフレクソロジーは病気を「治す」ことを目的としていませんが、身体と心にバランスのとれたエネルギーの流れを回復させ、私たちに生来備わっている治癒プロセスを促進する働きがあります。しかし、もしあなたが常に自分の身体を酷使している場合には、身体に自然治癒を期待することは無理な相談です。健康のためには、身体は正しい種類の食物と運動を必要としており、あらゆる種類の環境汚染物質への曝露を最小限にとどめる必要があります。

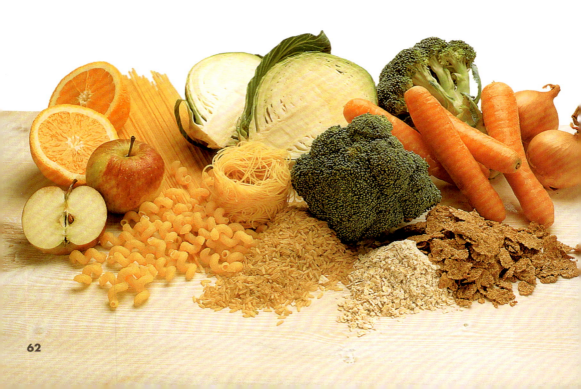

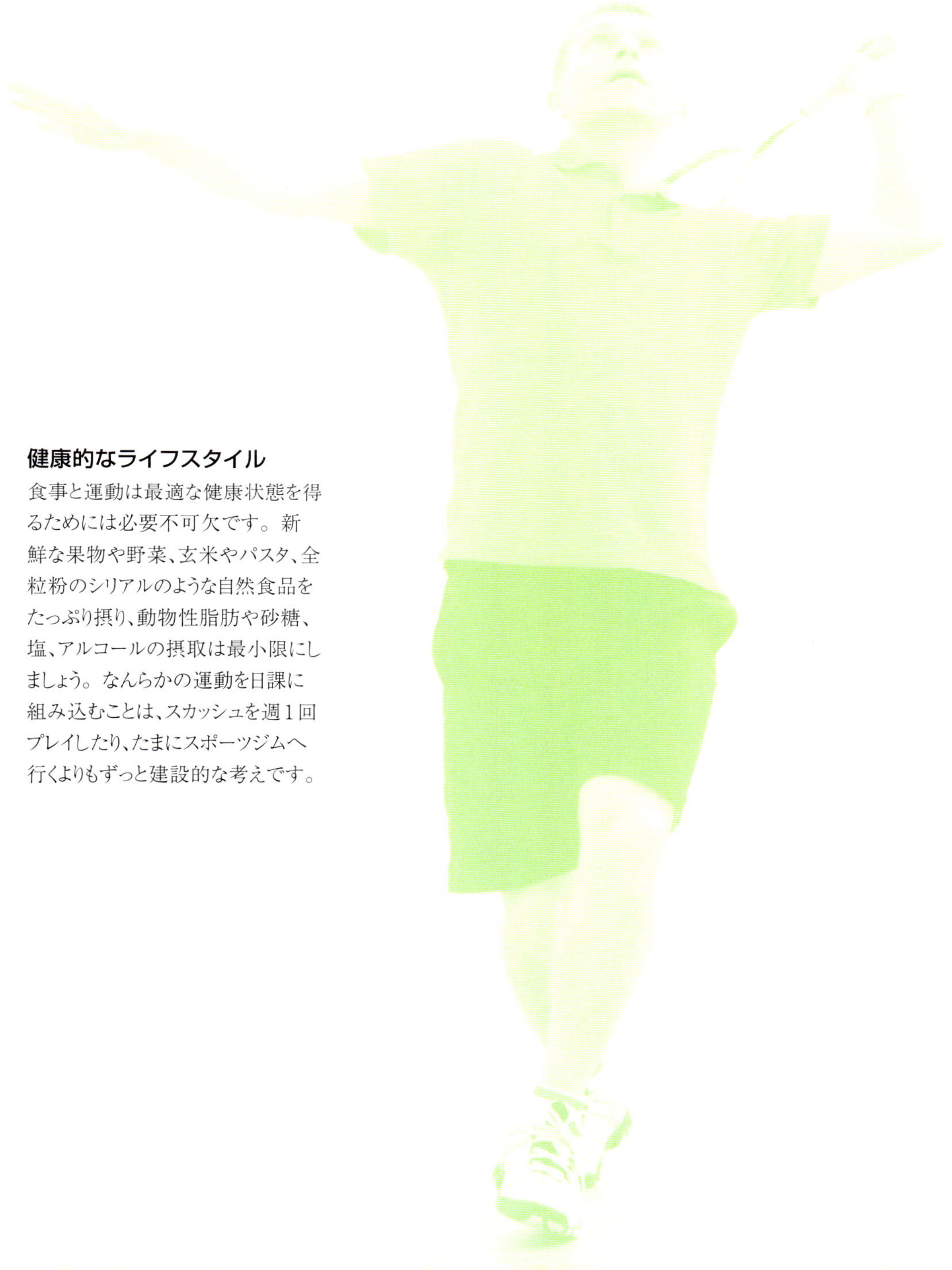

リフレクソロジーの基本　自助努力

健康的なライフスタイル

食事と運動は最適な健康状態を得
るためには必要不可欠です。新
鮮な果物や野菜、玄米やパスタ、全
粒粉のシリアルのような自然食品を
たっぷり摂り、動物性脂肪や砂糖、
塩、アルコールの摂取は最小限にし
ましょう。なんらかの運動を日課に
組み込むことは、スカッシュを週１回
プレイしたり、たまにスポーツジムへ
行くよりもずっと建設的な考えです。

リフレクソロジーと
その他の補完療法

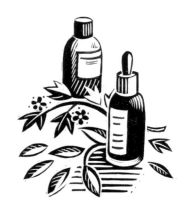

マッサージ療法
エッセンシャルオイル（精油）を使った
アロマセラピーはリフレクソロジーに対し
補完的な効果が得られます。

リフレクソロジーはアロマセラピーと併用されることが多く、「多ければ多いほど良い」の原則に基づいて、リフレクソロジー施術と並行して他の補完療法を試そうとする人もたくさんいます。他の療法には健康上のメリットとして非常に多くの効果がありますが、同時に行うよりも1つずつ試してみる方がより効果的です。その理由としてまず1つには、これらの療法が作用するしくみは異なっている可能性があるということは、それぞれの療法の有効性に干渉しうるという点があります。また、もっと重要な理由としては、実際に症状が改善し始めると、それがどの療法の効果によるものかを判断するのは難しいからという点があります。もっとも、大雑把な括りで補完的療法と分類されるいくつかの療法の作用にはリフレクソロジーの効果と対立するというよりもむしろその効果を促進する可能性があります。これらの療法には、様々な運動療法、タッチ療法、薬物療法があります。

運動療法

ヨーガや太極拳、アレクサンダー法はいずれも不安や筋肉の緊張を軽減し、リラクセーションを助けると共に悪い姿勢の矯正も促すことができます。少なくとも最初のうちは資格を持った熟練した指導者から指導を受けて、正しい運動の仕方や姿勢を身につけるようにすると良いでしょう。

タッチ療法

リフレクソロジーにおける肉体的な接触という要素が気に入ったなら、スウェーデン式マッサージやロルフィング、アロマセラピー（エッセンシャルオイル（精油）を使ったマッサージ）のような

様々なマッサージ療法の1つを試してみると良い
かもしれません。これらの療法は循環器系と免
疫系の働きを促進し、全般的な健康感を劇的に
高めることができます。タッチ療法は背部痛や
不眠症などの慢性的な問題に効果的な場合が
あります。

薬物療法

　問題の原因が情緒的な面にあると思われる
場合は、バッチ（Bach）のフラワー療法が効果
的かもしれません。この療法は自分で行うことが
できます。身体的および心理的症状はホメオ
パシー医の治療に良く反応することが多いもの
です。ホメオパシーは安全に自己治療を行うこ
とも可能ですが、専門家による治療ほどは効果
的でない場合があります。自己治療に使用可
能なものとして膨大な種類のハーブ療法の製剤
がありますが、これらの中には強力な作用を持つ
ものがあり、銘柄によってその力価や純度に違
いがあることから、可能であれば最初にハーブ専
門家に相談することが賢明です。

フット
リフレクソロジー
の基本

　1回の施術中にリフレクソロジストは両足にあるすべての反射区に施術を行いますが、通常は右足から始めます。その際、特定の症状に関係する部分、すなわち圧痛によって身体の特定の部分の働きに乱れがあることが示される部分に別途時間をかけて施術を行います。その判断は各部分への施術を順番に行う間に、施術を受けている相手の反応をみながら行います。　施術の最後に、足のリラクセーションから太陽神経叢の呼吸までの一連の流れで締めくくる前に、問題のある部分への施術を再度繰り返すことがあります。

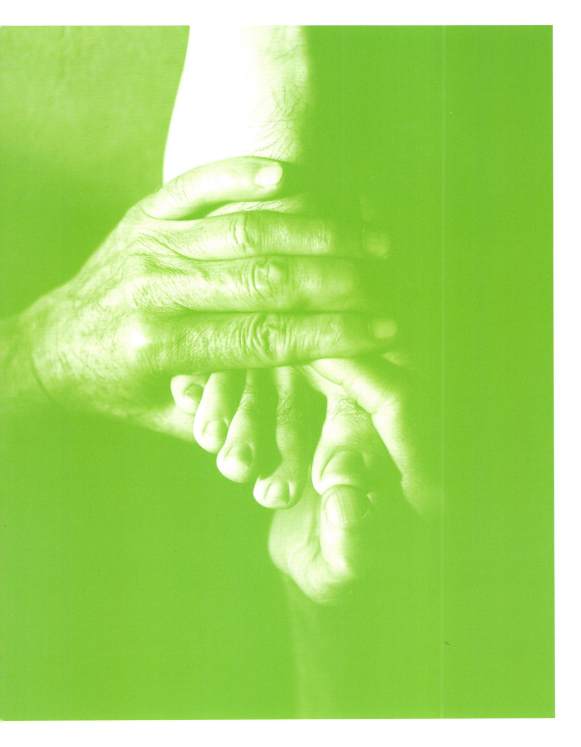

足の施術の流れ

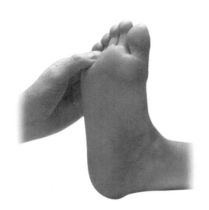

上から下へ
足の先から足首へ向かって
上から下へ施術していきます。

約1時間の施術中、両足のすべての反射区への施術を十分に行いますが、その際、施術を受けている人にとって重要な部分には特に時間をかけます。施術者はそのような部分を発見する都度、集中して施術を行いますが、最後に再度これらの部分の施術を行う場合もあります。最初にこれらの部分に施術した際に圧痛があった場合でも、再度施術する時にはそれほど圧痛を感じなくなっているかもしれませんが、これは身体の関連部分が施術に対し反応を始めたことによるものです。

施術の順序

施術の順序はリフレクソロジストによって異なり、右足から始める人もいれば、左足から始める人もおり、左右の足を交互に施術する人や２つか３つの部分を同時に施術する人もいます。様々なアプローチ法にはすべてそれぞれの理論的根拠がありますが、多くの施術者はリフレクソロジーの開発者であるユーニス・インガム（Eunice Ingham）とドリーン・ベイリー（Doreen Bayly）が紹介した順序に従って右足の施術を終了してから左足の施術を始めるようにしています。

このアプローチ法の長所としては、右足にある大腸の起始部に対応する反射区に対し先に施術してから左足にある大腸の終末部への施術が行われるという点があります。また、左足にしかない心臓に対応する反射区への施術は、施術を受ける人が施術に慣れてリラックスする余裕が生まれてきてから行われるということも意味します。

リフレクソロジーの施術は身体の上部、つまり頭や脳から始まります。これらが対応する部分は足の親指です。その後、足の指から足首に向けて各部を施術していきます。

左右の足の違い

　身体部分の多くは両足に反射区を持ちますが、特定の臓器の反射区は片方の足にしかありません。このことは、つまり、左右の足の施術方法には少し違いがあるということを意味しています。両足に反射区を持たない身体の重要部分には、肝臓、胆嚢、および上行結腸（これらはすべて右足のみ）、心臓、脾臓、直腸、および横行結腸、下行結腸、およびＳ字結腸（これらはすべて左足のみ）があります。そのため、脾臓のように片足にしか対応する反射区を持たない身体部分における閉塞を示す問題がある場合には1回の施術中に同じ反射区を複数回施術することがあります。

全身に対する施術

どの部分から施術を始めるにしても、最も重要なルールは、足にあるすべての反射区に施術を行って全身に働きかけるということです。

右足1・練習

頭の反射区への施術は頭痛や不眠症のように心理的要素が原因の症状の緩和を助けることができます。脳下垂体はホルモンバランスのコントロールや適正化に重要な役割を果たしています。また、頭痛や外傷、凝りがある人には頚部が重要な役割を果たしている可能性があります。脊椎の問題は背部痛を含む様々な症状を引き起こすことがあります。

頭頂部

頭頂部と脳の上部の反射区は、足の親指の肉厚の部分の、爪のすぐ裏およびすぐ下あたりに位置しています。

側頭部

側頭部と脳の横側の反射区は、足の親指の横側、第2指に沿うように位置しています。

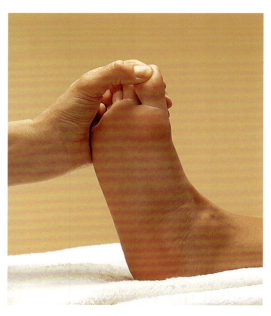

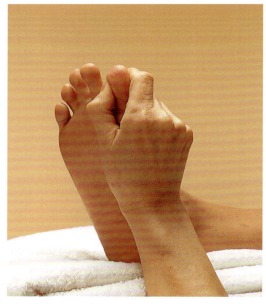

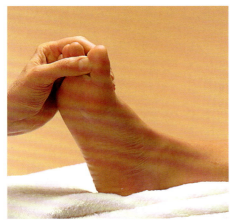 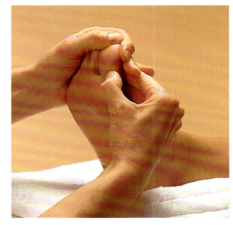

脳下垂体
足の親指の裏側には肉付きのよい柔らかい部分があり、その中央には脳下垂体の反射区があります。

首
首の前面と後面は、それぞれ足の親指の前面と後面の付け根部分に対応しています。

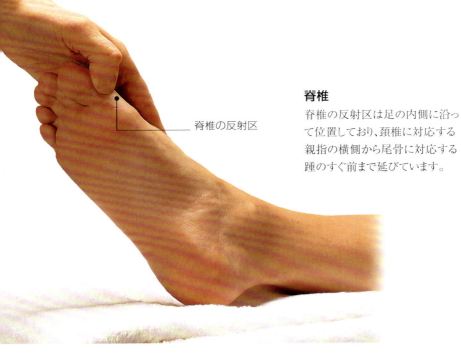

脊椎の反射区

脊椎
脊椎の反射区は足の内側に沿って位置しており、頚椎に対応する親指の横側から尾骨に対応する踵のすぐ前まで延びています。

右足２・理論

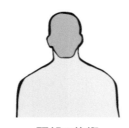

頭部の施術
頭部の反射区への施術は
多くの症状に効果があります。

リフレクソロジストは足の親指のあたりにある様々な反射区や足の裏側の親指の付け根部分に相当時間をかけて施術することが多いのですが、これは比較的多くの反射区がこの部分に位置しているためです。頭部と脳以外に、頭の内部または表面にある他の重要な器官や構造に対する反射区もこの部分に位置しています。これらの反射区が重要となる場合には多くの理由が考えられ、肉体的にも心理的にも様々な症状と関係している可能性があります。これらの反射区の多くは極めて小さく、施術には相当の精度が求められます。

顔

顔には多くの神経がありますが、これらは神経痛などの問題を引き起こしている可能性があり、歯痛や歯肉感染症などの症状の手当には歯と歯肉の反射区への特別な施術が必要となる場合があります。

副鼻腔

頭蓋骨の中の目の上および頬の裏側に位置する副鼻腔は、うっ血したり感染症にかかり、痛みや呼吸上の問題の両方またはいずれかを引き起こすことがあります。これらの身体部分の反射区は足の指の両側および指の付け根付近にあり、重い風邪をひいた後や、慢性の感染症にかかっている場合は施術が必要となることがあります。

耳管

呼吸器感染症やカタル、および花粉症や鼻炎などのアレルギー性の症状によって（喉と耳をつないでいる）耳管が閉塞することがあります。その結果、聴力に影響が及ぶ可能性があります。

耳と目

耳と目の反射区は足の裏の指の付け根にあります。視力や聴力になんらかの問題がある場合、または耳に関しては、平衡感覚の異常やめまいがある場合には、これらの反射区の一部またはすべてに追加的な施術を行う必要があるか

もしれません。
　これらの部分に関連した、あるいはこれらの部分が原因となる症状がない場合でも、できるだけ良好に機能できるように、これらの反射区すべてに十分に注意することが重要です。
　これらの部分のエネルギーの流れの阻害やバランスの乱れがあると、体調不良感を引き起こし、身体がもつ本来の機能を妨げている全体的な緊張を反映している可能性があります。

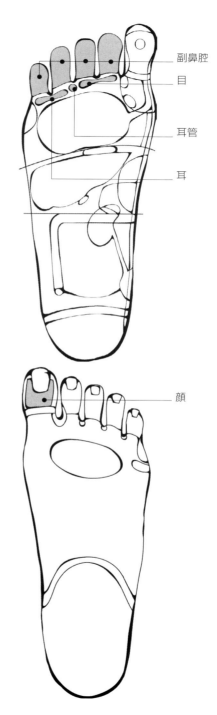

さらに詳しい情報

これらの身体部位の症状への手当についての詳細は、156-157ページ、176-177ページ、および180-181ページを参照してください。

右足2・練習

これらの反射区の多くは比較的小さいため非常に細かく施術する必要があります。アレルギーや感染症などの症状はこれらの器官や構造のいくつかに様々な症状を起こすため、これらの反射区すべてを十分に施術する必要があることを意味します。口、唇、目、耳、鼻を含む顔に関する問題に対する治療としては、それぞれの部位に対応する反射区だけでなくこの部分への施術も必要となります。

顔

顔の反射区は足の前側の親指の爪の下にあります。歯の反射区は足の前側の指の爪のすぐ下にあり、顎のどの部分の歯であるかによってゾーン1から5に対応しています。

副鼻腔

副鼻腔の反射区は足の指の両側と裏側にあります。どの部分に症状があるかに応じて—頬（上顎洞）または目の上側（前頭洞）—施術ではそれに関連する反射区に集中します。

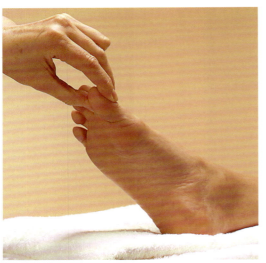

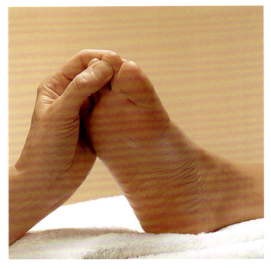

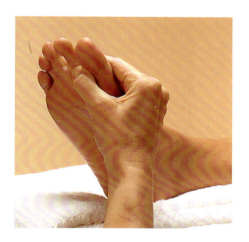

目
この反射区は足の裏の第2指と第3指がつながった部分にあります。

耳
この反射区は足の裏の第4指と第5指がつながった部分にあります。

耳

耳管
この反射区は足の裏の第3指と第4指の間の皮膜部分のすぐ下にあるものですが、場合によっては足の裏ではなく甲側にあることもあります。

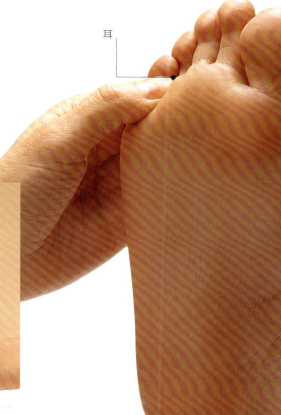

右足3・理論

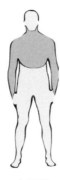

上半身
腕や肩の他に多くの主要な
臓器の反射区にも施術を行います。

上半身を施術する際には、施術者はエネルギーの流れが閉塞したりバランスの乱れがあることを示す部分や、わずかな圧痛を感じる部分を探します。

肩と腕

肩と腕の反射区を施術する際は、肩や肘、手首などの主要な関節に注意を払い、それらの可動性を促進することが重要です。筋肉の緊張や損傷は関連する反射区の圧痛として感じることができます。

甲状腺

首の前面にある甲状腺は代謝の様々な局面の調節を担っています。甲状腺が適切に機能していないと全身の体調不良感を覚えやすくなります。

肺

肺が良好に機能することは非常に重要ですが、これは肺は身体のあらゆる細胞が必要とする酸素の供給源であり、また、老廃物である二酸化炭素を排出する器官であるためです。肺に影響を及ぼす問題はいずれも、身体の中で肺から遠く離れた部分への酸素供給不足を引き起こす可能性があります。喘息や気管支炎、上気道感染症など、多くの症状は、肺がその能力を最大限に発揮して機能することを妨げる可能性があります。また、ストレスや不安によって正常な呼吸が妨げられることもあります。

太陽神経叢

ストレスによる影響を受けている人に施術する際は、リフレクソロジストは十分なリラクセーションを促すために、上腹部の横隔膜のすぐ下の神経網である太陽神経叢の反射区に特別な注意を払います。ストレスや不安に関連した症状に対処する際や、エネルギーバランスを改善

したり、精神的および身体的リラクセーションを促進する際には太陽神経叢の反射区が重要です。

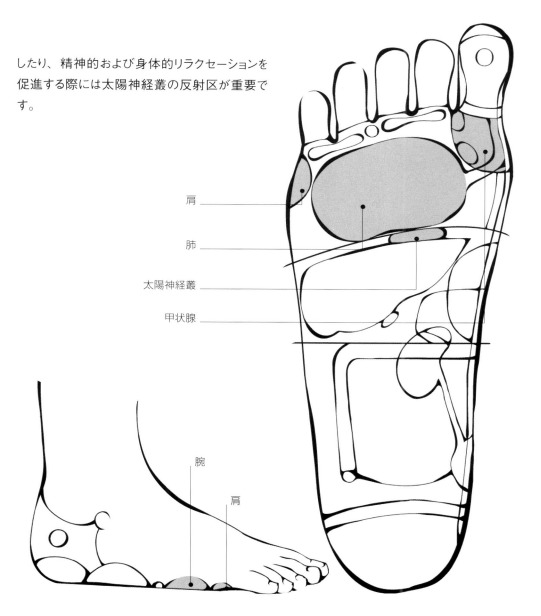

右足3・練習

これらの反射区を十分に施術することは全身への働きかけを行う上で重要です。外傷や疾患あるいはストレスなど原因を問わず、この部分の問題を経験する人は多いものです。適切な反射区を施術するだけでなく、身体のこの部分の問題に対しては、ゾーンによって関連づけられた部分への施術でも効果が得られます。例えば、足首の代わりに手首、膝の代わりに肘を施術することができます。

肩
肩の反射区は足の裏と甲の小指の付け根のまわりにあります。

腕
腕の反射区は足の甲の外側の端へ広がっており、肘の反射区は足の指と踵の真ん中にあります。

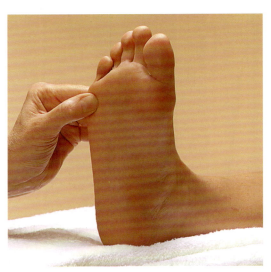

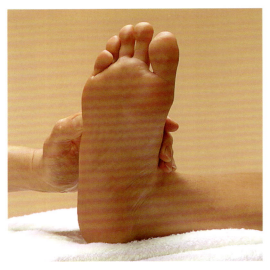

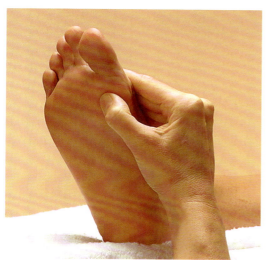

甲状腺
甲状腺の反射区は足の親指の付け根のふくらみ部分のまわりにあります。

太陽神経叢
太陽神経叢の反射区は足の裏のゾーン2と3の横隔膜のラインのすぐ下にあります。

肺
肺の反射区は甲状腺の反射区に隣接しており、足の第2指から第5指の付け根のふくらみ部分にあって比較的大きな部分を占めています。

太陽神経叢

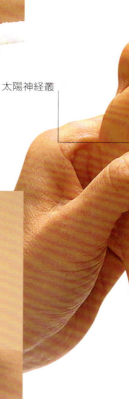

フットリフレクソロジーの基本　右足3・練習

右足4・理論

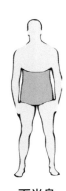

下半身
これらの反射区は特に
消化器の症状に重要です。

腹

部や胴体の下部分の反射区への施術を行いながら、消化器系や免疫系にある多くの臓器に対応する部分が右足にあることを確認します。腎臓や膀胱の反射区は両足にあるのに対し、肝臓や胆嚢、大腸の一部の反射区があるのは右足のみです。

肝臓

肝臓は内臓の中で最も大きなもので、肝臓が適切に機能していないと、全身の倦怠感や、皮膚や白目部分に現れる黄疸、消化器症状が起こることがあります。肝臓の反射区は非常に大きく、足の裏にある5つのゾーンすべてを横断しています。胆嚢は肝臓の右側に付属しており、脂肪の消化に重要な働きをし、肝臓が産生する胆汁を貯蔵しています。

胃

私たちが飲食するものはすべて胃に送られ、そこで消化に関する重要な処理が開始されます。この部分には問題が非常に起こりやすく、それはすべての人に共通する問題と言ってもよいほどです。ほとんどすべての人が人生のある時点で胃痛や消化不良を経験しますが、特にストレスがかかった時や悪いものを食べた時、急いで軽食をかき込んだ時などによく起こります。

大腸

通常は左足より先に右足を施術しますが、これは大腸の起始部に対応する反射区が右足にあるためです。リフレクソロジストは大腸の様々な部分に対応する反射区を消化物が移動する順番に合わせて施術し、身体内でのそれらの自然な動きを促します。身体に不要な水分は腎臓でろ過された後に膀胱へ送られ、膀胱ではそれを尿として排泄するまで蓄積します。

坐骨神経

　坐骨神経は腰椎および仙骨部分から始まり、臀部、大腿、さらに膝へと下っていきます。この神経に影響する問題は激しい痛みを引き起こすことがあります。

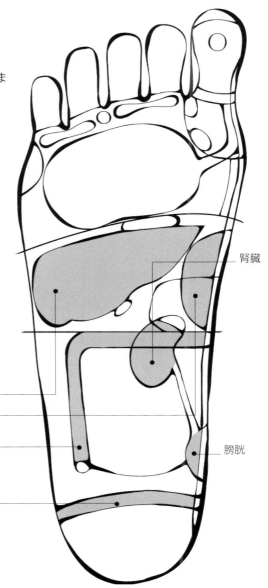

右足4・練習

肝臓や胆嚢の反射区を徹底的に施術すると、食事によって摂取した主要栄養素を最大限に利用し、エネルギーを得るための「燃料」の十分な供給と体温の調節ができるように促すことができます。必要な水分を食物中から搾り取り、老廃物が効率的に排泄されることを確実にするためには、大腸全体が十分に機能する必要があります。

肝臓

肝臓の反射区は、右足の裏の腰のラインと横隔膜のラインの間にあって5つのゾーンすべてを横切るように位置し、足の内側の線に近づくにつれて細くなっています。胆嚢の反射区は、右足のゾーン3にある肝臓の反射区に隣接しています。

胃

胃を施術するには左足の反射区が非常に重要ですが、身体のこの部分は右足の腰のラインと横隔膜のラインの間にあるゾーン1にも存在している可能性があります。

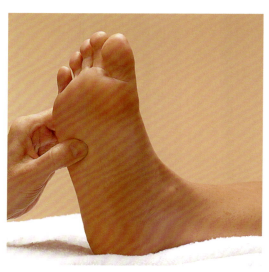
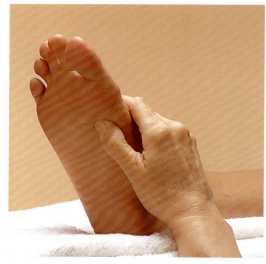

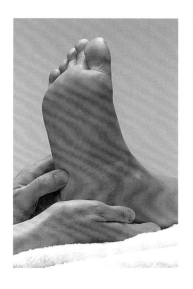

大腸
大腸の各部に対応する反射区は両足にありますが、右足には上行結腸に対する反射区と横行結腸の一部に対応する反射区があります。

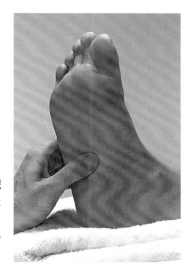

腎臓
腎臓の反射区は足の裏にあり、ゾーン2と3の腰のラインに位置しています。

膀胱
腎臓と膀胱の反射区は、それぞれ、足の裏と端部分にありますが、これらへの施術は、身体に不要な水分を尿として排出するのを助けます。

坐骨神経
踵部分の足の裏を横切るようにあるのは坐骨神経の反射区です。坐骨神経に対応する反射区は他にアキレス腱の両側にもあります。

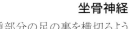
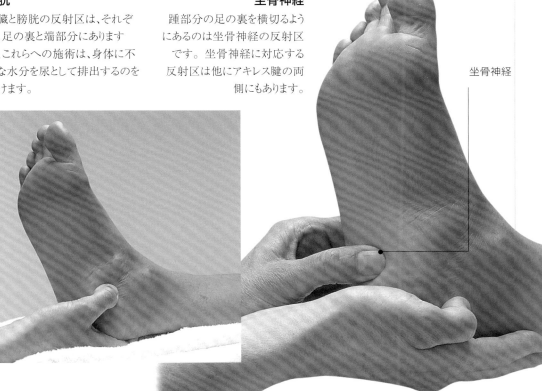

坐骨神経

フットリフレクソロジーの基本　右足4・練習

左足についての理論

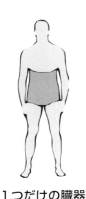

1つだけの臓器
心臓と脾臓の反射区は
左足にのみあります。

左足の施術を行う際は、右足で施術を行ったすべての反射区にも施術を繰り返し、加えて左足にしかない反射区への施術を行います。このような反射区には、心臓や脾臓、結腸の終末部分の反射区があります。

右足と同様に、頭や脳に対応する反射区と足の指のすぐ下にある反射区への施術から始め、足の踵部分へ向かって（つまり身体の下部へ向かって）順序よく施術していきます。ここでも、特に敏感に思われる部分、すなわちそれに対応する身体部分が正常に機能していないと考えられる反射区には特に時間をかけて慎重に施術します。

また、施術を受けている人が感じている特定の症状あるいはエネルギーバランスの乱れの徴候に関連した反射区には特に注意を払います。左足の反射区の中には、例えば、膝関節または股関節部の問題など身体の左側に関連した問題がある場合に注意を必要とするものもあります。

心臓

心臓の位置は（大半の人は）左寄りですが、心臓の反射区は右側のゾーン1へと広がっています。しかし、この反射区は左足のゾーン2と3にのみ位置しています。

心臓の反射区を施術すると全身の血行に良い効果が得られます。また、狭心症などの特定の症状にも良い効果が得られます。さらに、現在健康な人に将来心臓の問題が起こるのを防ぐこともできます。

脾臓

脾臓の反射区へ施術すると免疫系の機能を良好に保つ助けとなりますが、これは脾臓がリンパ球すなわち体内に侵入してきた感染性の微生物を攻撃する白血球の供給源として重要な役割を担っているためです。脾臓は身体の左側の腰のすぐ上の位置にあり、その反射区は左足にあります。

大腸

大腸の終末部、すなわち横行結腸の延長部分や下行結腸、S字結腸、および直腸の反射区は、いずれも左足のみにあり右足にはありません。

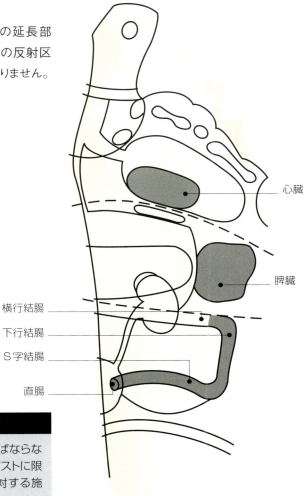

心臓
脾臓
横行結腸
下行結腸
S字結腸
直腸

心臓の反射区への施術

これは細心の注意を払って行わなければならないので、施術は熟練したリフレクソロジストに限定するべきです。特定の心臓症状に対する施術には特に注意が必要です。

フットリフレクソロジーの基本　左足についての理論

左足・練習

生殖器系を構成する様々な器官の反射区は両足にあり、同じ部分がそれぞれ男性器と女性器に対応しています。また、足首の上側のアキレス腱の両側にも反射区があります。脾臓と同様に、リンパ管は免疫系の重要な器官であることから、両足にあるそれらの反射区を施術することは、感染症に対して身体が有効に防御する上で非常に重要です。

心臓

心臓そのものの位置は身体の右側にも一部かかっていますが、心臓の反射区は左足のゾーン2と3の横隔膜のラインのすぐ上にしかありません。

膝

膝は重要かつ複雑な構造の関節ですが、その反射区は、足の外側の端部分に、腰のラインのあたりから始まって踵の途中へ向けて半円を描くように位置しています。

股関節部

脚の上部に生じる問題に対しては、股関節部の反射区も施術します。この反射区は脚の外側の端にあり、踵から膝の反射区にかけて半円を描くように位置しています。

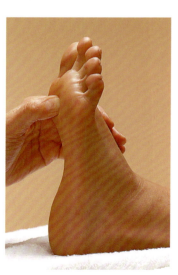
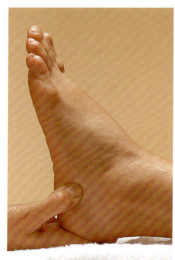
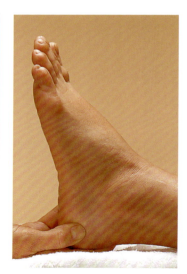

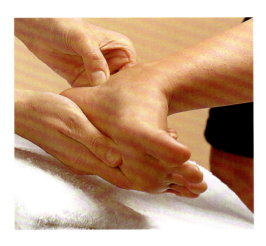

子宮／前立腺
これらの反射区は足の内側の、卵巣／精巣の反射区と同じ高さの部分にあります。

リンパ管
上部、胸部、腹部、骨盤、鼠径部、および腋窩（わきの下）リンパ節の反射区は、足の甲側の指の付け根と足首の間にあり、身体のどの部分のリンパ節かによって位置が異なっています。

卵巣／精巣
これらの反射区は足の外側の、踵の後と距骨の先端の間にあります。

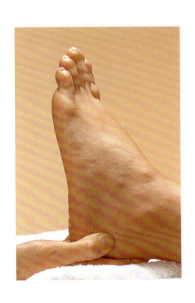

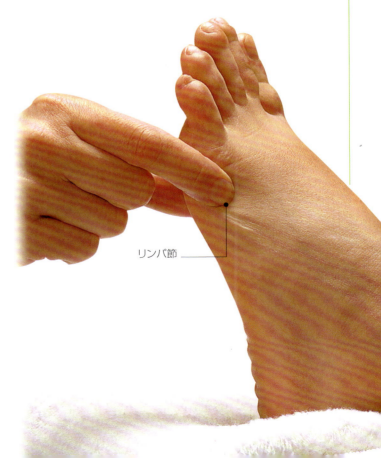

リンパ節

足のリラクセーション

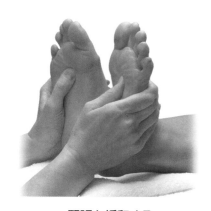

緊張を緩和する
施術終了後に行う足のエクササイズは
リフレクソロジーの受け手をリラックスさせます。

エクササイズの方法

　このエクササイズは施術の全体的な効果を高め、施術終了と共に受け手が「平常に戻る」のを助けます。リフレクソロジストの中にはこのようなエクササイズを施術の最初にも行う人がおり、特に受け手がこれから始まる施術に対して神経質になっている場合や緊張感や不安感が強い場合に行われています。身体のなんらかの部分が正常に機能していないことによって足に部分的な圧痛があったり過敏な部分がある場合にも、これらのエクササイズを最初に行うとよいでしょう。

　足の各部分を順番に動かすことで、身体の対応する部分にストレッチ効果が得られ、残っている緊張やこわばりを解消するのを助けます。

　このプロセスは足の指を1本ずつ順番に回転させることから始めます。まず指を一方向に数回回した後で反対側に回します。これで首の部分の緊張が緩和されます。特に、足の親指の関節に強いこわばりがある場合、これは首の部分にもこわばりがあることを示している場合があります。指をあまり急激に回さないことが重要ですが、これは、そうすることで受け手に強いめまい感を与える可能性があるからです。つまり、足の指を回転させるということは、頭を非常に急激に

1 回の施術の最後になって両足への十分な施術が終わる頃には、両足は完全にリラックスして柔軟になり、そのことによって楽に自由な動きができるようになっているでしょう。リフレクソロジーのリラックス効果を強化するために全身に作用する一連のエクササイズを施術の最終段階で行う理由はここにあります。足のリラクセーションはリフレクソロジー施術に欠かせない部分の1つですが、それほど時間がかかるものではなく、全体の施術時間の中でわずか約3分を占めているだけです。

回転させることに相当するからです。

　次にそれぞれの足全体のマッサージに移りますが、最初にリンギング（絞るような動作）を行います。この動作は、肩の後ろを引っ張り、胸郭や腹腔内の臓器を広げることに相当します。次の段階では、足の裏にニーディング（捏ねるような動作）を行います。ここでは、横隔膜と身体の他の部分全体にマッサージすることを意味します。最後に、足首をごく軽く回しますが、初めは一方向に回した後、反対方向へ回します。重要なことは、足首がリラックス状態を保っているように注意し、回転をコントロールするのは施術を受けている側ではなくて施術者の方であるという点です。そっと回転させることで骨盤部のこわばりを緩め、身体中のエネルギーの自由な流れの刺激を助けることになります。

実施のタイミング

これらのエクササイズはそれぞれの足への施術が終わる毎に実施すると最も効果的ですが、これは、それによって足がリラックスした状態になり、動きが楽に実行できるためです。

フットリフレクソロジーの基本　足のリラクセーション

足のリラクセーションの段階的方法

　施術中にリフレクソロジストは支えている手の加減を常に確認して、相手が快適でリラックスした状態にあり、自分自身も不自然な状態や物理的な負担がかかった状態になることなく相手の手や足を支えられるようにようにする必要があります。施術を受ける相手のリラクセーションを促進し、苦痛や不快感を避けるために重要なことは足を正しく支えることです。

足の指の回転
足の指の上部を持って1本ずつ施術している間、もう一方の手で足の指の付け根をしっかりつかみ、中足骨と趾節骨の間の関節を支えます。

リンギング（絞るような動作）
両手を使って絞るような動作を行います。一方の手で足を下から支えますが、その際指を足の外側から回して甲の上に置きます。もう一方の手は、足の内側にあてます。支えた手の親指は両方とも足の裏にあててください。

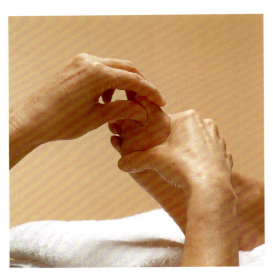
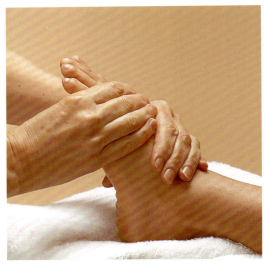

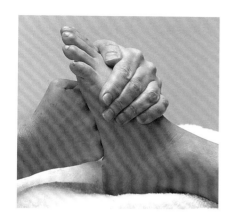

ニーディング(捏ねるような動作)
一方の手で捏ねるような動作をしている間、もう一方の支えている方の手は足の甲に置きます。

太陽神経叢(呼吸)
これについては次ページで詳しく説明しますが、深いリラクセーションを促すのに役立つことから非常に重要な動作です。

足首の回転
最後に、一方の手で足の指をつかんで足首を回転させ、その間、もう一方の手は踵骨の下にあてて支えます。

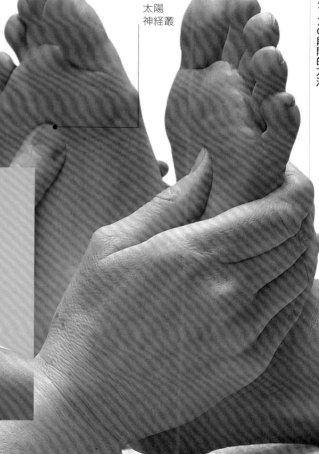

太陽神経叢

フットリフレクソロジーの基本　足のリラクセーションの段階的方法

足のリフレクソロジーの締めくくり

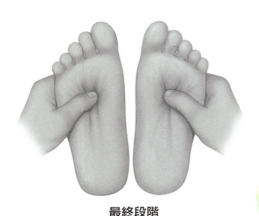

最終段階
太陽神経叢への施術で
一連の流れを終わりに導きます。

施術の活動的な部分を終わるための最後のエクササイズとして、太陽神経叢の呼吸と呼ばれる動作を行います。

太陽神経叢の呼吸

手を受け手の足の外側の中ほどにあてて両足を支えます。手の指はそれぞれの足の甲にあてますが、その際、親指が相手の足の裏にある太陽神経叢の反射区にくるようにします。受け手が深く息を吸い込むのにあわせて施術者は2つの太陽神経叢の反射区にしっかりと圧を加えながら、同時に足をそっと上方向に、しかも相手の方向へ動かして楽にさせます。次に受け手が息をゆっくりと吐くのにあわせて太陽神経叢の反射区の圧を緩め、足をそっと下方向に動かして楽にさせます。

この一連の動きを4、5回繰り返しながら、施術者は受け手の呼吸を確認し、施術が終わりに近づくと共に完全なリラクセーションが得られるように促します。

話し合いと計画

施術の最後の数分間は、それまで行ってきた施術の内容と次に予想される変化を話し合うことに充てます。この時間はお互いの経験を交換する機会で、施術中に受け手が感じたことや、現在の気分、施術者が気づいた相手の健康状態やエネルギーバランスの乱れについて話し合います。必要であれば今後の施術の予定を立て、また、施術者は今後数時間から数日中に施術に対する反応としてどのようなことが起こるかを説明します。施術を受けた人はその効果をモニターするために日誌をつけると役立つでしょう。

副作用

　人によって反応は異なりますが、よく起こる軽い副作用としては、軽度の嘔気、副鼻腔の閉塞の解消による鼻水、また毒素の排泄と共に強まる尿意や便意があります。人によっては施術後1日くらい疲労感を覚えますが、活力が出るのを感じる人もいます。このような影響はいずれも通常は24時間から48時間で消えます。なお、このような反応が出ることは施術に本当の効果があったことを示している場合が多いものです。

ヒーリングクライシス

一時的な健康状態の逆戻り現象、すなわちヒーリングクライシスは、咳や発疹として現れることがよくあります。この現象は、身体が毒素を排出しようとしているしるしと考えられていますが、施術のやりすぎを示す場合もあります。

ハンド
リフレクソロジー
の基本

　なんらかの理由で足への施術が難しい場合や、効果的に施術できない場合には、手を施術することがあります。そのような例としては、広範囲にわたる感染症や外傷がある場合、また、足が非常に敏感でいわゆるくすぐったがりであることから足へのマッサージを好まない場合があります。　手への施術は足の場合と同じ流れで行いますが、手は足に比べて小さいため所要時間は短くなり、また、足と全く同じ効果が得られない可能性があります。　自己施術を好む人の多くにとっては、足に比べて手が届きやすいことから手への施術の方が楽に感じられるでしょう。

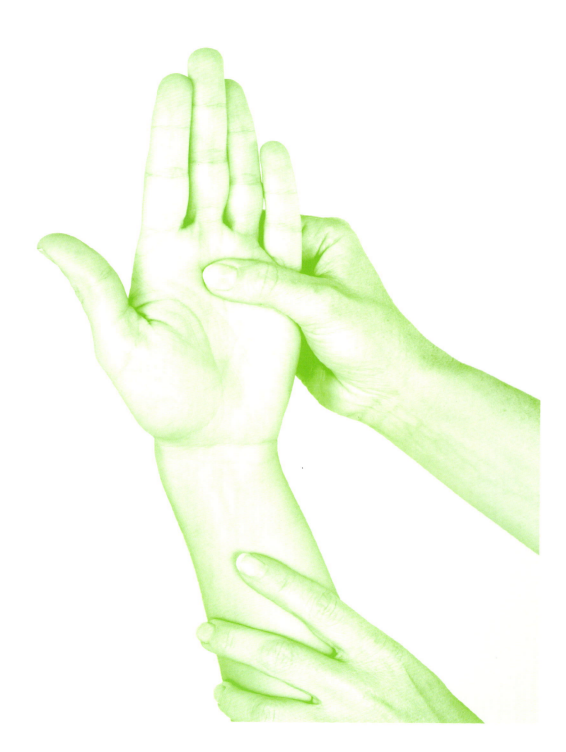

手の施術の流れ

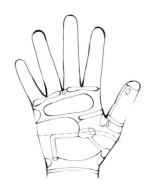

手への施術
手の反射区を利用して全身の手当をするには、
リフレクソロジストによる施術が理想的です。

手へのリフレクソロジーの原理は足の場合と同じです。縦方向のゾーンは足と全く同様に、内側の親指のすぐ近くのゾーン1から外側の小指のすぐ近くのゾーン5まで広がっています。横方向のゾーンは足の場合ほどはっきりとしておらず、骨格の構造と横方向のゾーンの間には足に見られるような明確な関連性はありません。手は足に比べて小さいため、反射区によっては位置の特定が足の場合よりも難しく、特に反射区が小さくなるほどその傾向がより強くなります。

施術

1回の施術中に、両手にあるすべての反射区を完全に施術します。反射区を最初に施術する際に圧痛がある場合でも、その反射区に関連する身体部分が施術に反応し始めていれば、再度施術を行う際にはその痛みが軽減されている可能性があります。

手へのリフレクソロジーは足の場合ほど時間がかかりませんが、これは施術を行うべき表面積が足よりも少ないためです。手が足よりも小さいということは、反射区もそれに対応して小さく、手への施術においてはより正確かつ精密に行う必要があることを意味しています。

自己施術

自己施術においては、多くの反射区は足よりも手にあるものの方が簡単に手が届きやすいのですが、小さな反射区を正確に特定するのが難しいということは、事実上、なんらかの対症療法としてしか効果が期待できないことを意味しますから、全身に対する施術はリフレクソロジストに依頼するのが最善です。しかし、自分でできる施術法としては手のリフレクソロジーは足よりも都合がよく、足のリフレクソロジー施術の間に追加的に実施したり、例えばストレスなどの症状の

一時的な軽減を目的としていつでも実施が可能
です。

順序

　リフレクソロジストによっては左手の施術から
始めたり、両手の反射区を交互に施術するのを
好む人もいますが、大半の人は右手の施術を終
えてから左手の施術に移り、施術の終わり頃に
必要に応じて問題のあった部分を再度施術する
という方法をとっています。

　親指の先端部と両側にある、頭部と脳に対
応する反射区から施術を始めます。その後、親
指の両側にある反射区を手首方向に向かって
徐々に施術していきます。

左右の手の違い

身体の大半の部分は対応する反射区を両手に
持ちますが、主要臓器や構造の中には、心臓や
肝臓のように一方の手にしか反射区がないもの
もあります。

右手1・練習

脳下垂体の反射区へ施術すると、内分泌腺から放出されるあらゆるホルモンの産生を調節し、ホルモン間の分泌バランスを調整するのを助けます。脳の残りの部分、ならびに頚椎と胸椎を含む、頭部にあるその他の構造にも効果があります。これらの反射区は、片頭痛を含むあらゆる種類の頭痛、頚部そのものの痛みや凝り、および中背部の痛みへの対処にとっても重要です。

頭頂部

頭頂部およびその下部分の脳に対する反射区は、親指の肉厚部分つまり親指の爪のすぐ裏と下にあります。

側頭部

側頭部とそれに関連した脳の部分の反射区は、親指の内側つまり人差し指側にあります。

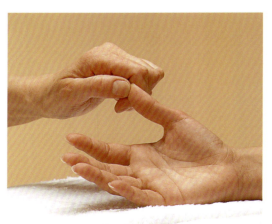
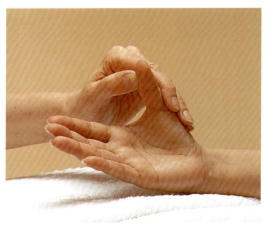

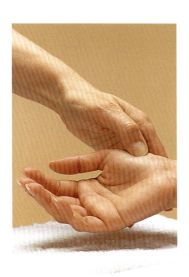

胸椎
胸椎の反射区は、手のひら側の親指の骨の付け根のすぐ下にあります。

首
首の前側と後側の反射区は、それぞれ、親指の付け根の手のひらとつながった部分の前側と後側にあります。

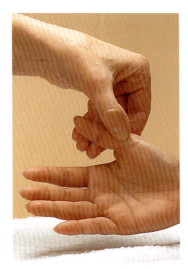

ハンドリフレクソロジーの基本 右手1・練習

脳下垂体
脳下垂体は「ホルモンというオーケストラにおける指揮者」と表現されることもある腺で、その反射区は親指の肉厚部分の中央にあります。

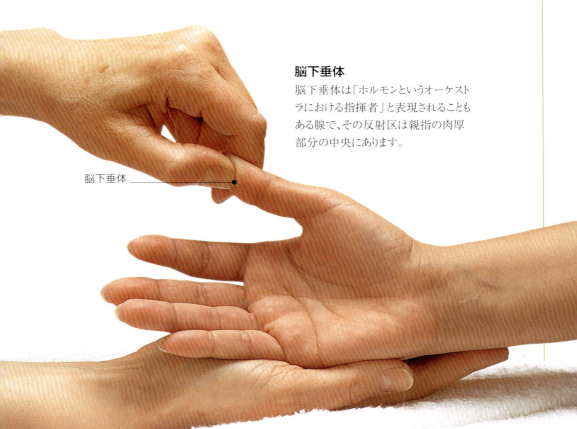

脳下垂体

右手２・理論

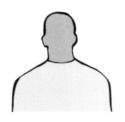

頭部
この部分にある反射区はかなり
正確に施術しなければなりません。

顔に対応する反射区を施術する際には、場合によっては耳管（耳と喉をつないでいる管）の反射区や副鼻腔（目の上や下にある頭蓋骨内の空気を含んだ空間）のように非常に小さな部分を施術することになり、非常に精密な動きを必要とします。

顔、歯、歯肉

　顔の部分の反射区を施術することで、緊張した筋肉を弛緩させ、神経痛などの痛みを和らげ、口腔潰瘍（口内炎）や口唇ヘルペスなどの軽度ではあるものの不快な問題の軽減を助けます。歯や歯肉の反射区を施術すると、これらを健康に保ち、歯痛や歯肉疾患に効果が得られる可能性があります。

副鼻腔と耳管

　副鼻腔と耳管は閉塞状態にないことが必要です。これらには風邪のような上気道感染症、または鼻炎のようなアレルギーに続いて閉塞や感染が起こり、痛みや呼吸上の問題、聴覚障害を引き起こす場合があります。

目と耳

　親指から手のひらへと下に移動し、目と耳の反射区を施術します。この施術の目的は、これらの部分の閉塞やエネルギーバランスの乱れを軽減して、視力や聴力を最大限に高め、問題の発生を予防することにあります。

　また、リフレクソロジーの施術により目の炎症や結膜炎、ものもらいといった症状の緩和にも効果があります。耳の反射区を施術すると、感染症を撃退し、耳痛や耳鳴（耳の中で不快な音がすること）を和らげ、平衡感覚の問題、つまりめまいの症状の改善を助けることができます。

脳の反射区と同時に目や耳の反射区に施術すると、視力や聴力に制限のある人が見たり聴いたりしたことを最大限に解釈できるよう助けることもできます。

身体のこれらの部分に関連した具体的な症状がある場合、リフレクソロジストは手の他の反射区にすべて施術した後でこれらの反射区に再度施術することがあります。

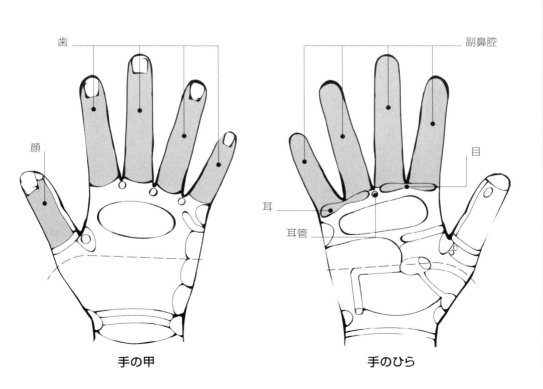

手の甲 / 手のひら

右手2・練習

顔の反射区は親指の爪の付け根のすぐ下にあります。親指以外の指の爪の付け根のすぐ下には歯の反射区があります。耳管の反射区は、通常は第3指と第4指がつながって手のひらが始まる部分のすぐ下にあります。親指以外の指の下側には目と耳に対応する小さな反射区があります。副鼻腔の反射区は親指以外の指の前側と両側にあります。

顔
顔の反射区は、手の甲側の親指の爪の付け根の下にあります。

歯
前歯の反射区は人指し指にあり、横側の歯や奥歯の反射区はその他の指に分布しています。

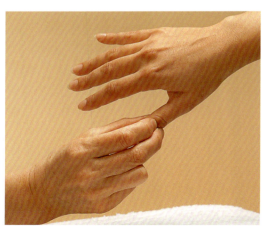
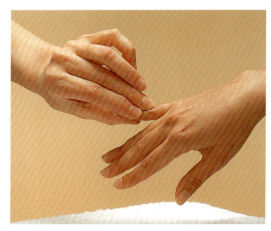

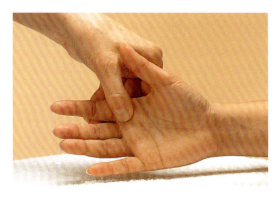

目
目の反射区は手のひらの第2指と第3指がつながった部分の下側にあります。

副鼻腔
副鼻腔の反射区は、親指以外の指の両側の第一関節のすぐ下にあります。

耳
耳の反射区は手のひらの第4指と第5指がつながった部分の下側にあります。

耳管
耳管の反射区は第3指と第4指の間にあり、場合によっては手の甲側の同じような部分にみられることもあります。

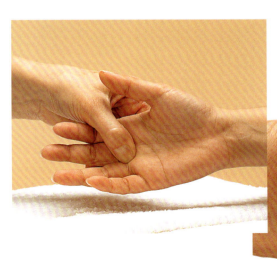

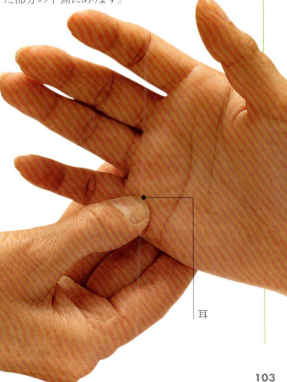

耳

ハンドリフレクソロジーの基本　右手2・練習

103

右手3・理論

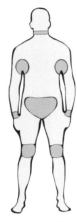

主要臓器
これらの部分のエネルギーバランスを
回復させると健康状態を改善することができます。

右手への施術を続けながら、全身に対する手当の一環としてすべての反射区への施術を行いますが、これらの反射区の中には右手にしかないものも含まれます。中でも最も重要な反射区は、肝臓、胆嚢、そして大腸の上部に対応する反射区です。これらの臓器のどれかが適切に機能していない場合には、その反射区に軽い圧痛を感じることがあり、また消化器症状があったり、漠然とした体調の悪さを感じることもあります。さらに、脾臓で作られる白血球（リンパ球）は身体が感染症を撃退するのを助けることから、脾臓は免疫系の中で重要な役割を果たしていますが、これが適切に機能していない場合には、感染症にかかりやすくなります。

リンパ管

リンパ管も感染性の微生物と戦う上で重要です。リンパ節（またはリンパ腺）は細菌やその他の異物をとらえるフィルターの働きをしています。これらは、首、腋の下、腿の付け根といった身体中の重要な部位にあり、それぞれに対する小さな反射区が手の甲の上にあります。リンパ節をつないでいる連絡路（つまりリンパ管）を流れるリンパと呼ばれる液体は、毒素や身体の血液細胞から産生された老廃物を運びますが、このリンパはリンパ節中で清浄化された後に血流へと戻されます。リンパの十分な排液を促進するためにリフレクソロジストは手の甲の親指と人指し指のそれぞれの付け根が接する部分のすぐ下にある反射区を施術します。

外傷

足に外傷などの問題があって施術ができない場合、その代わりとして手への施術が適していることがあります。例えば、右の股関節部や膝の外傷およびこれらの関節の炎症には、右手にあるそれらに対する適切な反射区を利用して施術

することになりますが、この方法は特に高齢者への施術に適しているでしょう。これらの部分を十分に施術すると、痛みを和らげたり、こわばりや正常な動作ができないといった状態を軽減するのに役立ちます。

生殖器

男性および女性の生殖器の反射区は手首のまわりにあります。これらの反射区への施術は性的な健康や機能を維持する上で重要です。具体的には、正しいエネルギーバランスの回復を助け、女性では月経に関わる問題、男性では前立腺の問題といったこれらの部分に起こる症状を軽減し、受胎能力を刺激することができます。

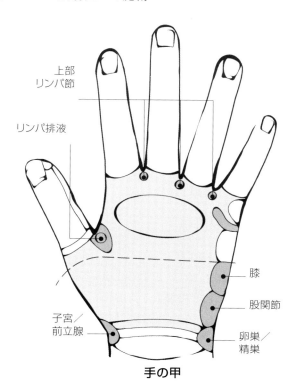

手の甲

右手3・練習

股関節部や膝の反射区は手の甲にあり、これらは上腿および下腿部にも対応しています。股関節部の反射区の真下つまり手首の付け根にある反射区は卵巣または精巣の反射区です。手の内側の端の手首のすぐ手前部分には子宮または前立腺の反射区があります。リンパ系の反射区は手の甲にあります。

膝

膝の反射区は、手の内側の端近くの小指の下の方にあり、小指の付け根と手首のほぼ中間に位置しています。

股関節部

股関節部の反射区は膝の反射区のすぐ下の手首に近い側にあります。大腿に原因がある問題に対して施術することもできます。

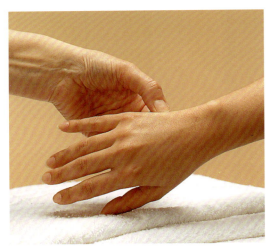
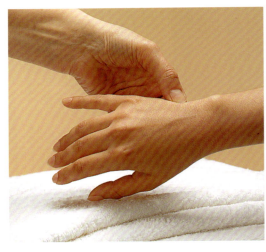

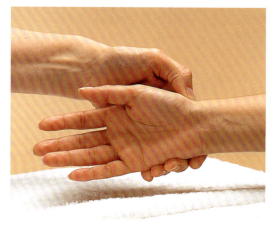

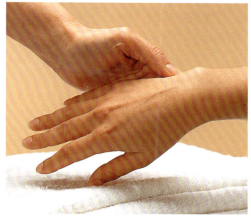

子宮／前立腺
女性の子宮や男性の前立腺の反射区は、手のひらから手の甲へと広がっています。

卵巣／精巣
この反射区は股関節部の反射区の下にあり、手を取り囲むように広がっており、部分的に手の甲側にも手のひら側にもあります。

———— リンパ管

リンパ管
頚部リンパ管の反射区は親指以外の指の付け根にあり、腋窩リンパ管の反射区は、頚部リンパ管の反射区のすぐ下、手の内側の端からわずかに内側に入った部分に延びています。胸部および腹部リンパ管の反射区は手首に近い部分にあり、骨盤および鼠径リンパ管の反射区は手首の手の甲側を横切るような帯状の反射区となっています。

左手・理論

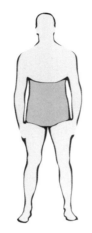

片側にしかない反射区
心臓と消化器系の一部の
反射区は左手にしかありません。

左手へ移り、左手にしかない反射区だけでなく、右手の方で施術してきた反射区にもすべて施術を行います。

心臓

　心臓の反射区は最も重要な反射区の1つで、左手の手のひらのゾーン2と3上の、第2指と第3指の約2.5センチメートル下にあります。心臓の反射区への施術は、特に心臓病と診断されている人には細心の注意を払わって行わなければなりません。また、この反射区を刺激し過ぎないことも重要です。熟練したリフレクソロジストの指導を受けて実施しない限り、この反射区は自己施術には適していません。しかし、適切に行うなら正常な血液循環の促進に役立ちます。正常な血液循環は、血流を介して酸素や重要な栄養素が十分に全身の各部へ運ばれ、毒素および二酸化炭素などの老廃物が身体から効率的に取り除かれることを確実にする上で欠かせないものです。

大腸

　足と同様に、手にある大腸の反射区は左手と右手に分かれています。消化器系の終末部分では、人が摂取した食物の内、未消化の成分が通過する際に身体が必要とする水分が吸収されています。大腸が適切に機能していない場合には、便秘や下痢などの問題が生じて脱水状態に陥る可能性があります。左手にある消化器系の反射区は、横行結腸の終末部、下行結腸およびS字結腸、直腸の反射区です。

腎臓

　腎臓は流れ込んでくる血液から様々な物質を抽出し、身体が必要としていない液体を尿として排泄できるように膀胱へ送り出します。これらの反射区を施術すると、膀胱炎などの感染症への

対処に役立ち、また、前立腺疾患による排尿障害の軽減を助ける可能性があります。

副腎

　2つの副腎はそれぞれ左右の腎臓のすぐ上にあり、様々なホルモンを産生していますが、特に、ストレスの多い状況に直面した場合の「闘争または逃走」反応を刺激し、代謝の調節を助け、外傷やアレルギー誘発物質に対する身体の反応をコントロールする役割を果たす
ホルモンを産生しています。

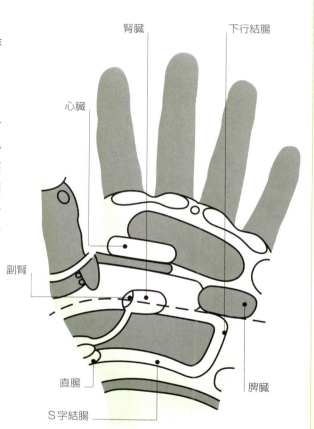

手のひら

ハンドリフレクソロジーの基本 左手・理論

左手・練習

心臓と脾臓の反射区は左手の手のひらにあります。横行結腸の反射区は手のひらに真横に延び、途中で手首の方へ向きを変えて下行結腸の反射区となり、再び直角に向きを変えてＳ字結腸の反射区を形成しています。直腸の反射区はゾーン１にあります。

心臓
心臓の反射区はゾーン２と３の横隔膜のラインのすぐ上にあります。

脾臓
脾臓の反射区は左手にしかない反射区で、ゾーン４と５の腰のラインのすぐ上にあります。

腎臓
腎臓の反射区はゾーン２と３の腰のラインのあたりにあります。

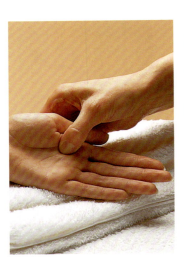
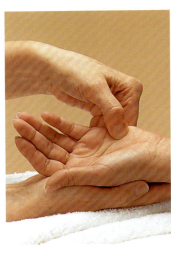
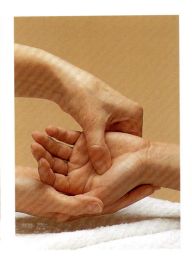

大腸

横行結腸の反射区は親指とその他の指の付け根から少し離れた位置にあります。これはゾーン4と5の部分で手首の方へ向きを変えて下行結腸の反射区となり、途中で直角に向きを変えてすべてのゾーンを横切った後にS字結腸の反射区を形成しています。直腸の反射区はゾーン1にあり、この反射区は手首の前側の初めの方の部分にまで延びています。

副腎

副腎の反射区は極めて小さいもので、手のひらの腰のライン上で腎臓の反射区に隣接し、親指寄りの位置にあります。

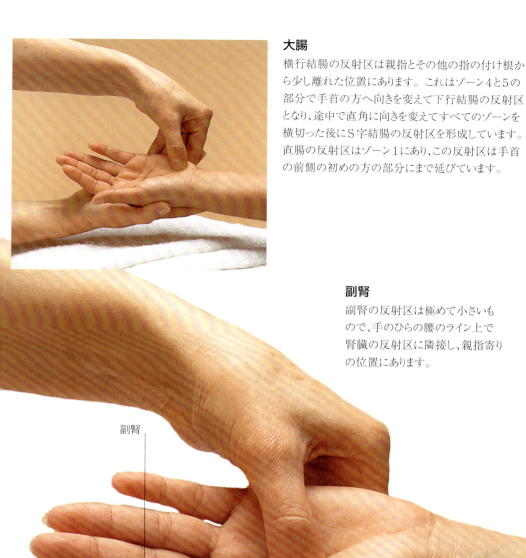

ハンドリフレクソロジーの基本　左手・練習

自分の手を施術する方法

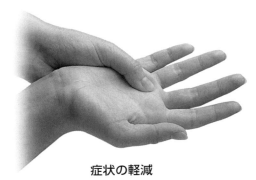

症状の軽減
自分でする施術は応急処置の
１種として有用となることがあります。

資格を有する施術者による全身の施術の代替として手への自己施術を行うことはお勧めできませんが、施術と施術の間に補足的に実施したり、特定の症状を緩和するために実施することは有益です。先のページで説明したように、全身に対する施術の後に行うこともできますが、実際には自己施術を行っている場合にはこれは難しいものです。または、さしあたって問題となっている部分に対する反射区のみを限定して施術することも可能です。

施術法

邪魔が入ることのない静かな場所で、膝に置いたクッションの上に右手を載せ、もう一方の手で施術を行うのに快適で都合の良い高さになるようにします。施術しようとする方の手の上に少量のタルカムパウダーをつけます。反射区の場所を確認するには35-37ページの図を利用してください。手は足に比べて小さいことから、反射区の多くは非常に小さいものとなっており、施術の際には極めて精密に位置を特定する必要があります。

たいていの場合、親指の先端部を使って圧を加えますが、その際、自分が良いと感じるレベルにその圧を調整することができます。爪が皮膚に食い込むことのないように親指を常に曲げた状態にしておくよう注意してください。施術しにくい部分には、人指し指の先端部を使って同様に行います。

すべての反射区に施術を行いますが、圧痛があったり、正常に機能していないことが明らかであるか、そのように感じている身体部分に対応する反射ポイントには特に時間をかけてください。右手への施術が終わったら、左手にも同じように行いますが、右手同様に問題がある部分には特に入念に施術します。その後、次のページで紹介する手のリラクセーション運動を行いますが、自己施術を行っている場合には２つの太陽神経叢の反射区を同時に施術することはできないため、片方ずつ行うことになります。

自己施術

　症状にあった反射ポイントが手のどこにあるかを知れば、いつでもどこでも必要に応じて頭痛や背中の痛みといった症状に簡単に対処することができるようになります。このことは、何か再発性の問題に対処するためにリフレクソロジストによる一連の施術を受けている場合に特に有効となります。

リラクセーション

自分で施術している場合には深いレベルのリラクセーションを得ることは難しいため、緊張状態やストレス状態にある場合には、プロのリフレクソロジストに相談することを検討しましょう。

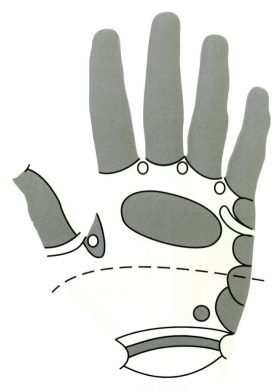

手のひら

手のリラクセーション

両手への基本的な施術を終えると、リフレクソロジストはリラクセーションのためのエクササイズを行って締めくくります。足の場合と同様に、これらは手がすでにある程度リラックスし、柔軟性も増した状態になった施術の最後の時点で行うものですが、施術の受け手（つまり相手の手）が特に緊張している場合には施術の初めの時点でも行うことがあります。

圧

様々な形の圧や動きを指や手に加えて身体の関連部分をストレッチさせ、リフレクソロジー施術後に「緊張を解きほぐす」のを助けます。

ニーディング
（捏ねるような動作）

施術者は自分のこぶしを使って手のひらを捏ねるような動作をし、次に手首を両方向に回転させることによって、エネルギーが身体中を自由に流れる上で障害となっているものがまだ残っていればそれを解消します。

回転

もう1つのテクニックは回転で、手の指を1本ずつゆっくりと両方向に回転させる動作を、まず右手から始めて次に左手に行います。その後、手のひらを「絞る」ようにマッサージします。

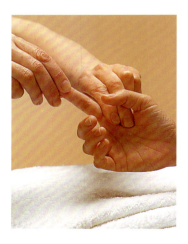
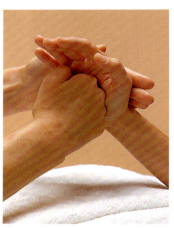
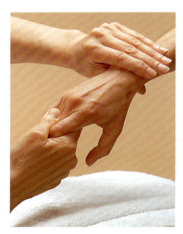

太陽神経叢の呼吸

手のひらのゾーン1と2上の横隔膜のラインのすぐ下にある、中枢神経（太陽神経叢）に対応する反射区を利用して呼吸を行います。

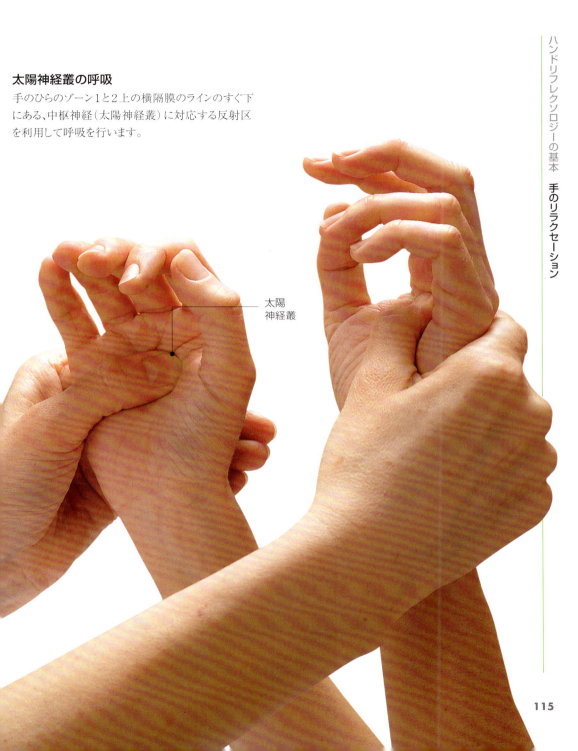

太陽神経叢

ハンドリフレクソロジーの基本　手のリラクセーション

ハンドリフレクソロジーの締めくくり

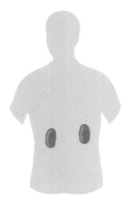

過剰な毒素の排泄
リフレクソロジーの副作用の1つとして、過剰な毒素を排泄するために腎臓の機能が著しく亢進する場合があります。

施術の動的な部分は太陽神経叢の呼吸と呼ばれるエクササイズで終了します。この呼吸は施術を受けた人の心を落ち着かせ、施術を静かに終えることを目的としたものです。

太陽神経叢の呼吸

この動作は両手に同時に行います。施術者は自分の親指を相手の手のひらの太陽神経叢の反射ポイントにあて、残りの指は手の甲にまわして支えます。次に受け手に深呼吸を1回してもらい、相手が息を吸い込むのにあわせて親指に圧を加えると同時に、相手の手をそっと相手の身体の方へ上方向に持ち上げるようにします。受け手が息を吐き出す際にはそれにあわせて圧を緩め、受け手の手を再び下に戻します。

話し合いと計画

足への施術の場合と同様に、施術の最後の数分間は、それまで行ってきた施術の内容と次に予想される変化を話し合うことに充てます。施術の受け手は、施術中に感じたことや、現在の気分を述べます。施術者は、身体のある部分が正常に機能していないことを示す、特に圧痛のあった部分やその他の徴候について指摘し、さらにどのような施術を行えば効果があるかについてアドバイスをすることもできます。

副作用

施術後の反応は人によって様々であるものの、軽い副作用は珍しいことではなく、特に軽い嘔気、副鼻腔の閉塞の解消による鼻水、腎臓

や腸が毒素を排泄しようとすることにより尿意や便意の頻度が増す場合がよくあることも施術者は説明します。活力が出るのを感じたり、あるいは疲労感を感じるというのはどちらもよくある反応ですが、その他のすべての起こりうる副作用と同様に、これらは施術後約48時間以内に消えるはずです。「ヒーリングクライシス」（93ページ）として知られる副作用が起こることは、多くの場合、リフレクソロジー施術に効果があったことを示していると考えられていますが、施術を受けるすべての人にこれらが現れるわけではありません。

施術者へのフィードバック

何か重い副作用があったり、副作用が長引く場合には、施術内容を調整する必要があるかもしれませんから、次回の施術時にその副作用の内容を施術者に知らせてください。

ハンドリフレクソロジーの基本　ハンドリフレクソロジーの締めくくり

症状や部位別のリフレクソロジー

　1回の施術中にすべての反射区に施術を行いますが、身体の特定部分に起こっている症状に関連した反射区には特に注意注意を払います。 リフレクソロジストは、具体的な症状だけでなく、施術を行う相手の生活や性格のあらゆる側面を考慮に入れます。 施術によって、身体が持つ自然で健康的なエネルギーバランスを回復させ、身体に本来備わっている自己治癒力を刺激し促進するのを助けます。 時には、個々の症状を緩和するために特定の反射区への施術に重点をおくこともありますし、自分で施術を行うこともできますが、全身の反射区への施術の中に対症療法的な施術を組み合わせる方がより良い結果が得られるでしょう。 全反射区を示した完全なマップについては30-37ページを参照してください。

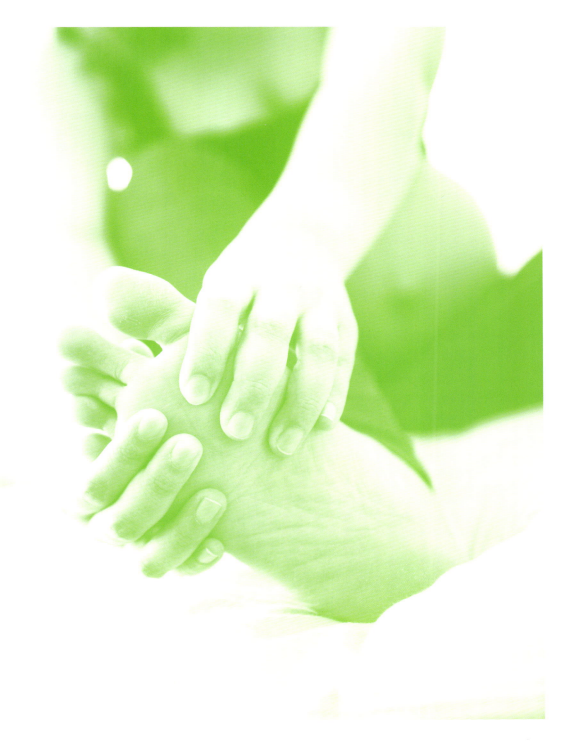

呼吸器疾患

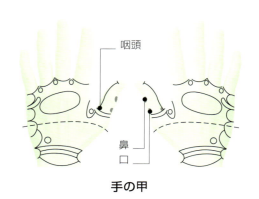

手の甲

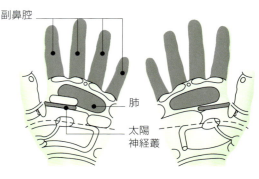

手のひら

呼吸器系に影響する問題から生じる症状は非常に頻度が高く、しかもそれには多種多様な原因があり、喘息のような病気によるものはストレスやライフスタイルといった他の要因によって増悪することもあります。

原因

呼吸器感染症の大半はウイルスによるものですが、細菌が関係している場合もあります。抗生物質は有用な働きをするかもしれませんが、絶対的に必要という場合以外には使用しないことが非常に重要です。喘息患者は通常の薬物療法を続けるべきですが、リフレクソロジーの施術から効果が得られた場合には、主治医の同意があるなら薬物の用量の調整が可能かもしれません。

喘息

喘息に対する直接的な反射区としては、肺と気管支の反射区を施術します。関連する反射区としては、リラクセーション促進効果がある太陽神経叢と横隔膜の反射区、気管支や肺へ延びる神経の供給元である頸椎や胸椎の反射区、ストレスやアレルギー反応に対処する副腎の反射区があります。

感冒（風邪）

感冒に対する直接的な反射区としては、鼻と副鼻腔（頭蓋骨内にある空気が詰まった空間部分）の反射区があり、他に施術可能な間接的な反射区としては、炎症の軽減には副腎の反射区、感染との戦いを助けるには上部リンパ節の反射区があります。

カタル

カタルに対する直接的な反射区は、感冒（風邪）の場合と同じですが、症状の原因が何であるかによって、感染によるものには上部リンパ節の反射区、アレルギーによるものには副腎の反射区を施術し、頭痛を伴う場合には頭部の反射区を施術します。

咳

咳に対する直接的な反射区は肺と喉の反射区で、感染症を消散させるにはリンパ系の反射区も施術することができます。

副鼻腔炎

副鼻腔の反射区だけでなく、顔や鼻、頭部、目、および回盲弁の反射区の施術により、うっ血を和らげ、粘液を除去し、痛みを軽減することができます。

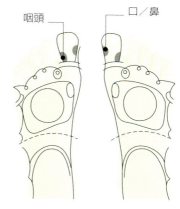

足の甲

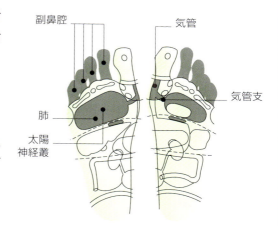

足の裏

施術の方法

呼吸器疾患は、鼻や副鼻腔から気管や肺そのものに至るまで呼吸器のあらゆる部分に影響を及ぼすことがあります。リフレクソロジストは直接的な反射区だけでなく間接的な反射区にも施術を行って、例えば、炎症を軽減したり、感染と戦うための免疫系の働きを助けたりします。首のまわりのリンパ節は、感冒やその他の上気道感染症のウイルスに対処する上で特に重要です。

感冒(風邪)

鼻の反射区は顔の反射区の中にあり、足の親指の前側の爪のすぐ下に位置しています。

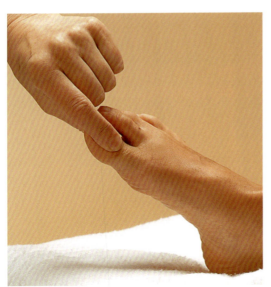

副鼻腔炎

副鼻腔の反射区は足の指の付け根と横側、手の指の前側と横側にあります。

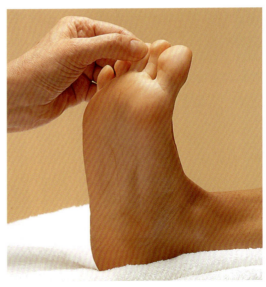

喘息

肺の反射区は、足の裏の指の付け根の下にある肉厚の部分と手のひらの親指以外の指の付け根のすぐ下にあります。

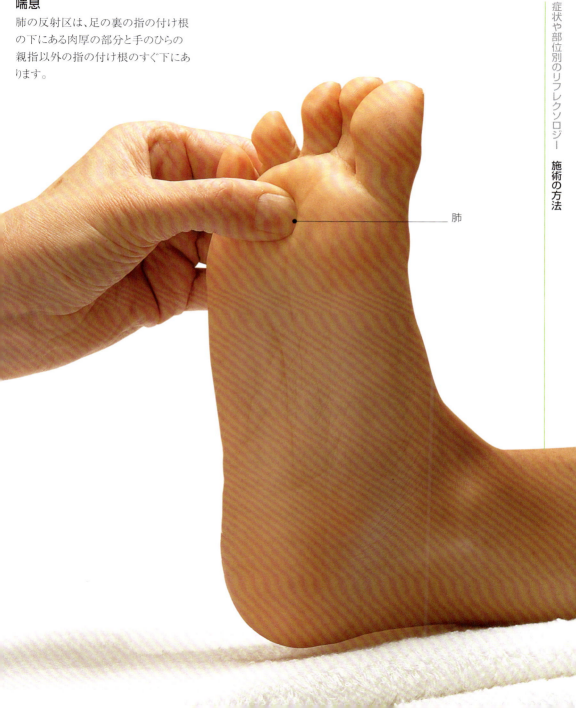

肺

症状や部位別のリフレクソロジー　施術の方法

消化器疾患

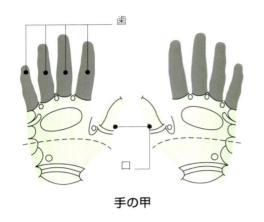

手の甲

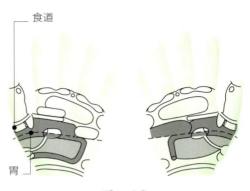

手のひら

大半の人々が消化器症状を経験することがありますが、一般にそれらは単なる比較的軽度な不快症状としてしかとらえられておらず、特に非常に脂肪分が高い食事や香辛料の効いた食事を摂った後など、明らかな原因が考えられる時にはなおさらです。しかし、定期的に起こる症状や中高年になってから初めて症状が起こったような場合には、医師に原因を調べてもらうべきで、これは現代医学の治療を必要とするような重い病気が原因でこれらの症状が起こる場合があるためです。たいていはそのような原因はあてはまりませんが、ストレス、喫煙やアルコール飲料の過剰摂取、何か悪いものの飲食、不規則な食事や急いで食事を摂るといったライフスタイル関連の要因の結果として消化器症状が起こることは少なからずあ

ります。

厄介な症状を鎮めるために薬局で売られている薬を時々服用することに害はありませんが、問題の根本原因に取り組む方がより理にかなっています。根本原因への対処こそがリフレクソロジーの効果が非常に期待できる部分であり、特にストレスや緊張がある場合に効果的なのです。

潰瘍

口腔潰瘍（口内炎）は、医学的な視点から見ればあまり問題でないことが多いのですが、非常に痛みが強く食事の楽しみが奪われるという辛さがあります。口腔潰瘍（口内炎）が頻繁に起こったり、治りにくい場合には、医師や歯科医師の診察を受けて、もっと深刻な病気が原因となっていないか調べるべきですが、背後に深刻な病

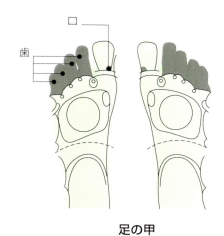

足の甲

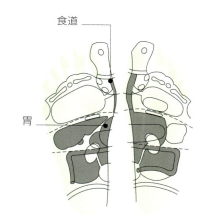

足の裏

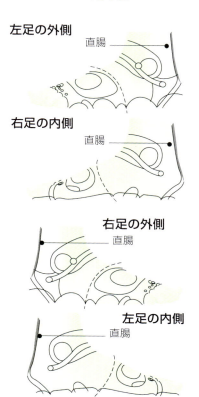

気がない場合には、リフレクソロジーを使うと自然治癒プロセスを促すのに役立つことがあります。

消化不良

　消化不良は食生活やストレスといったライフスタイルが要因となって起こることが多いものです。施術前の面談中に、症状の根本原因であるかもしれない生活習慣をどのように変えることができるかについてリフレクソロジストは話をします。施術で中心となる直接的な反射区は胃の反射区ですが、症状に胸やけを伴う場合には、食道や横隔膜の反射区にも施術します。（132-135ページの「下痢と便秘」を参照。）

施術の方法

リフレクソロジストの施術の目的は、身体のエネルギーの流れの閉塞を取り除いたり適切なバランスを回復させることによって、痛みの軽減や身体が持つ自然治癒力を促進することにあります。口腔潰瘍（口内炎）の場合に施術する反射区は、顔や歯、および上部リンパ管の反射区です。食道や胃に関連した症状への対処としては、食道、胃、太陽神経叢、横隔膜、ならびに副腎の反射区を施術します。

口

顔の反射区は足の親指の前側と手の親指の先端の爪の下にあります。これらは比較的小さい反射区であるため、正しい部分を的確に刺激するには細心の注意を払わなければなりません。

食道

足にある反射区は、足の裏の内側の端の、親指のすぐ下の横隔膜のラインの位置にあります。手にある反射区は、手のひらの端の親指の付け根の上側にあります。

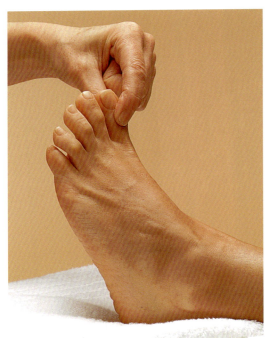

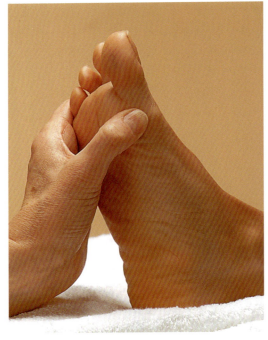

症状や部位別のリフレクソロジー　施術の方法

胃

胃の反射区は主に左右の足の裏
と左手の手のひらにあります。

胃

肝臓および胆嚢の疾患

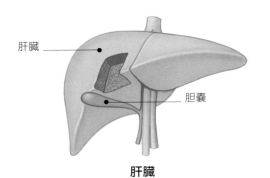

肝臓
肝臓は全身の中で
非常に重要な臓器の1つです。

肝臓と胆嚢は、代謝、すなわち食物を処理し、あらゆる身体機能に必要な燃料として利用し、身体機能を維持するための過程にとって重要な臓器です。

機能

肝臓は、ブドウ糖、重要なミネラルやビタミンの貯蔵と放出、脂肪やアルコール、およびその他の毒素の分解など、多くの非常に重要な化学反応をコントロールしています。胆汁と呼ばれる濃厚で緑がかった液体は肝臓で作られ、胆嚢に送られて貯蔵されます。消化された脂肪が血流に吸収されるように微小な粒子に分解する必要が生じると、胆汁が胆嚢から腸に放出されます。

疾患

これらの臓器の正常な機能を妨げる疾患は西洋医学の医師による診察が必要で、ほとんどの場合、薬物や手術、またはその両方による正統的な治療が必要となります。肝疾患はその最初の徴候として黄疸で始まることが多いものですが、非常に重篤である可能性があり、未治療のまま放置すると致死的となる可能性もあります。胆嚢が適切に機能していない場合、脂肪の消化が不良となることがあり、腹部の不快感や、白っぽい異常な便が見られます。

回復

症状の原因が診断され、必要な正統的治療が開始（または完了）したら、回復の加速化とまだ残っている症状を軽減する上でリフレクソロジーの施術が真の補完的な役割を果たすことができます。また、これらの重要な臓器の正常な機能を妨げているエネルギーのバランスの乱れの結果であると考えられる、それほど重くない症状への対処にも役立ちます。

再生

　肝臓は、時期を逃すことなく診断を受けて治療が行われるならば、障害の根本原因への対処によって障害を受けた部分を再生させることが可能です。肝疾患の正統的治療の後にリフレクソロジー施術を行うと、身体の自然治癒力を促進することによって有用な効果が得られる場合があります。

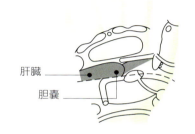

右手の手のひら

胆石

右上腹部の激しい痛みは胆石の徴候である可能性があります。胆石は胆嚢の内部に形成することがある物質で、コレステロールや胆汁色素、カルシウム塩からなる硬い塊です。

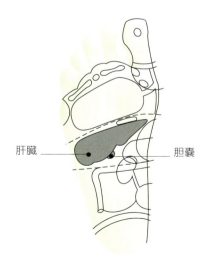

右足の足の裏

施術の方法

脂肪の消化不良の場合に施術する反射区は、肝臓や胆嚢、胃の反射区です。肝疾患の徴候の1つであることが多い黄疸には、肝臓や胆嚢の反射区と関連するリンパ管の反射区に施術します。胆石には、胆嚢や肝臓、太陽神経叢の反射区への施術によって対処します。

脂肪の消化不良

施術すべき反射区は胆嚢の反射区で、これは右足と右手のみにあり、ゾーン3上の腰のラインのすぐ上にあります。胃の反射区は主に左足と左手にのみありますが、こちらへの施術も必要となる場合があります。

黄疸

肝臓の反射区は右足と右手にしかなく、足の裏と手のひらの5つすべてのゾーン上の横隔膜と腰のラインの間に位置しています。

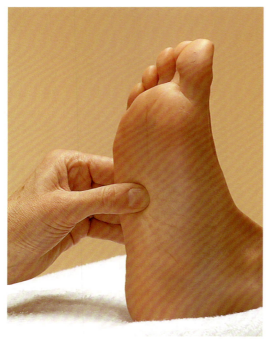

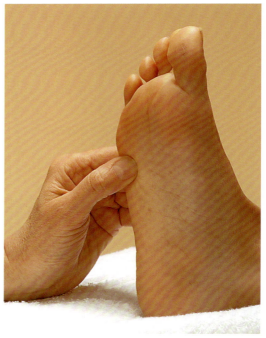

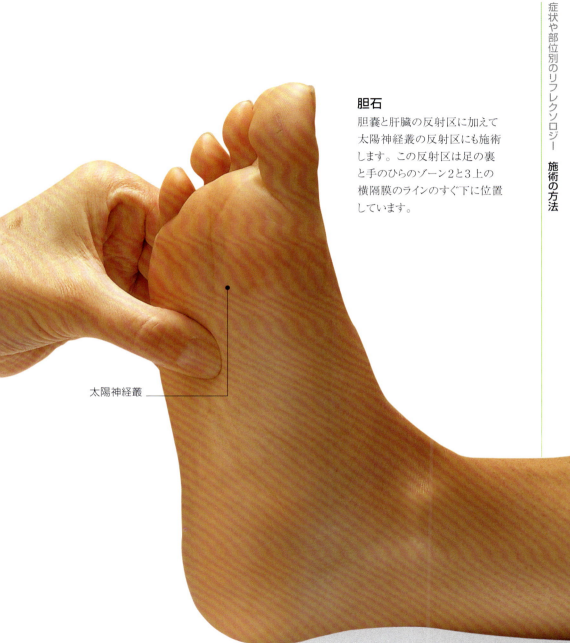

胆石

胆嚢と肝臓の反射区に加えて太陽神経叢の反射区にも施術します。この反射区は足の裏と手のひらのゾーン2と3上の横隔膜のラインのすぐ下に位置しています。

太陽神経叢

症状や部位別のリフレクソロジー 施術の方法

下痢と便秘

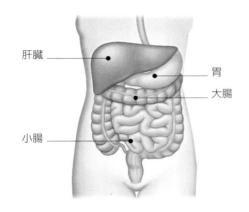

消化プロセス
消化器が産生する酵素が
食物を分解します。

下痢や便秘は潰瘍性大腸炎やクローン病、時には癌によっても生じることがあるため、これらの症状のいずれか（または両方）が初めて起こり、数日たっても治らない場合、または頻繁に繰り返す場合はかかりつけの医師に相談すべきです。また、外国を訪問してきたところで、自国ではめったに遭遇することのない腸チフスなどの感染症やその他の疾患にかかった可能性がある場合には、そのことを医師に告げるべきです。症状が2日程度しか持続しない場合には、その原因は食事による可能性があります。下痢の症状がある場合には、軽度の食中毒または軽い感染症が原因の可能性があり、これらの症状は治療しなくても消失するでしょう。

過敏性腸症候群

過敏性腸症候群（IBS）は特に難しい病気で下痢と便秘の両方を引き起こします。ストレスや不安によって悪化することが多く、腸が便を直腸へ推し進めようとする波状運動であるぜん動運動が不規則になることで生じます。原因は明らかになっておらず、長期間症状が治まる場合もあります。この症状に対処するには大腸や肝臓、副腎、太陽神経叢の反射区への施術が必要となります。

下痢

直接的に作用する反射区としては大腸の反射区を施術します。下痢の場合、大腸は消化産物をあまりにも速く通過させてしまい、その水分を十分に吸収できないことから、脱水症状を引き起こすことがあります。下痢の原因が感染症である場合、腹部リンパ管の反射区にも施術します。リラクセーションを促すためには太陽神経叢と副腎の反射区を施術し、小腸の反射区にも施術が必要となる場合があります。

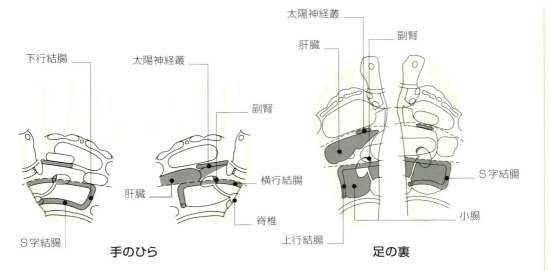

便秘

　動きが鈍った腸には、便秘への対処として上行結腸やS字結腸の反射区の施術が必要ですが、小腸や肝臓、副腎ならびに下部脊椎の反射区など、いくつかの関連する反射区へも施術します。

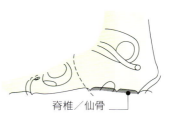

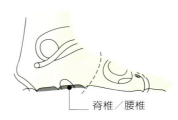

ライフスタイル

下痢と便秘の両方またはそのいずれかの症状が持続し、その原因を医師が特定できない場合、ライフスタイルに関連した要因がある可能性が高くなります。

施術の方法

施術を行う相手のライフスタイルの中で症状に関連した事項、特に食事やストレスに関する事項について話しあった後、リフレクソロジストはこれらに対処するために多くの反射区を施術する必要があります。下痢には大腸の様々な部分の反射区への施術を必要とします。関連する反射区には、腹部リンパ管、太陽神経叢、副腎、および小腸の反射区があります。便秘は大腸、小腸、肝臓、副腎、および太陽神経叢の各反射区への施術を必要とします。

大腸

大腸の反射区は小腸の反射区をとりまくように位置しており、複数の部分から構成されています。いくつかの反射区は右足(または右手)にあり、いくつかは左足(または左手)にもあります。上行結腸と横行結腸の一部の反射区は右足(および右手)にあり、残りの横行結腸の反射区、下行結腸とS字結腸、直腸の反射区は左側にあります。

小腸

小腸の反射区は両方の足の裏の踵部分のすぐ上で、ゾーン1から4を横切るように位置しています。手にある反射区は、手のひらの腰のラインと手首の間の同じゾーン上を横切るように位置しています。

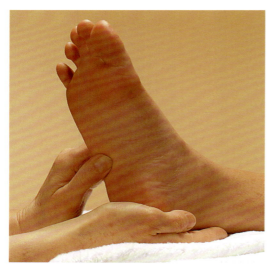
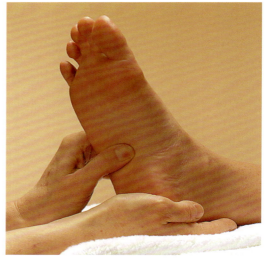

肝臓

右足にある肝臓の反射区は、足の裏（および右手の手のひら）の横隔膜のラインと腰のラインの間の5つすべてのゾーン上を横切るように位置しています。

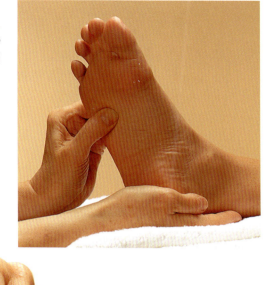

腹部リンパ管

腹部リンパ管の反射区は足の甲（および手の甲）の腰のラインと足首（または手首）の間に位置しています。

——— 腹部リンパ管

症状や部位別のリフレクソロジー　施術の方法

心臓疾患と循環障害

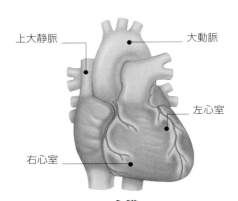

心臓
心臓は酸素を豊富に含んだ血液を全身に送り出します。

心臓に異常のある人へのリフレクソロジー施術を行うのは熟練したリフレクソロジストに限定すべきで、しかも細心の注意を払う必要があります。しかし、狭心症や動悸、四肢の冷え、静脈瘤などの循環不良が要因となっている症状には、リフレクソロジーが非常に有益となる可能性があります。また、正常な血液循環を維持する上でも重要な役割を果たすことができます。血液は酸素やその他の重要な栄養素を動脈を経由して全身の細胞へ送り、老廃物や毒素を取り除いていることから、効率的な血液の流れは非常に重要なのです。心機能を最適化し、血液循環を改善するために反射区を刺激することは、常に施術を構成する一部分となっており、心臓の反射区がある左手と左足には特に注意が払われています。

狭心症

狭心症は酸素要求量が上昇した場合、例えば階段を上っている時などに胸部に疼痛を引き起こすものですが、寒く風の強い天気の日によく起こります。これは血管付近の血管が狭くなって血流の自由な流れを制限することで起こりますが、症状は正統的な薬物療法に良好に反応します。

動悸

動悸つまり不規則な心拍は正確に調査する必要がありますが、根本原因が見つからないこともよくあります。リフレクソロジーを行うことで、ストレスを軽減し、身体のエネルギーバランスを改善することによって問題を取り除くことができる可能性があります。

循環不良

循環不良は、他にも重症ではないものの不快な症状を引き起こすことがあります。静脈瘤は妊娠中に下肢や外陰部に生じることが最も多いものです。手または足の循環不良は寒さによる影響を受けやすくさせ、手足の色は非常に青白く見え、実際に青みがかって見えることさえあります。四肢の冷えと静脈瘤に対しては同じ反射区を施術しますが、これらには、心臓、小腸および大腸、脊椎、ならびに影響が出ている身体の部分にゾーン上で関連した部分の反射区があります。

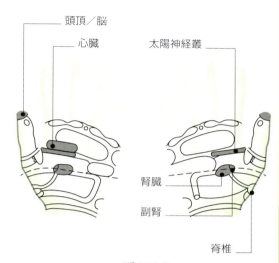

手のひら

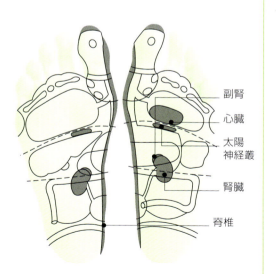

足の裏

凍瘡（霜焼け）

循環不良は赤く痒みのある腫れ、すなわち凍瘡（霜焼け）を起すことがありますが、その大半は足の指に起こり、じめじめした寒い天気の時、特に寒さに対して血管が不適切に反応した時に起こります。

症状や部位別のリフレクソロジー　心臓疾患と循環障害

施術の方法

リフレクソロジー施術によって血液循環を刺激し、エネルギーの閉塞を解消することは、心臓や血液循環に関連した症状に有益な場合があります。心臓や太陽神経叢、副腎の反射区は狭心症と動悸の両方に対処できます。血液循環の停滞は、心臓、小腸および大腸、脊椎、ゾーンによって関連づけられた部分の反射区への施術によって対応します。副腎の反射区を施術すると、血圧の降下を助ける可能性がありますが、医師から処方された薬物療法の代わりと考えるべきではありません。

狭心症

心臓の反射区は左足と左手にしかありません。足では、親指の付け根のふくらみの下の方の横隔膜のラインのすぐ上にあり、手のひらではゾーン2と3上の横隔膜のラインのすぐ上にあります。

動悸

太陽神経叢の反射区が施術に最も適切な反射区で、足の裏ではゾーン2と3上の横隔膜のラインのすぐ下にあり、手の方は指から手のひらの約4分の1下の位置にあります。

高血圧

高血圧は副腎の反射区へ圧を加えることで対処できますが、この反射区は足の裏と手のひらの内側の線の腰のラインのすぐ上にある小さな部分です。

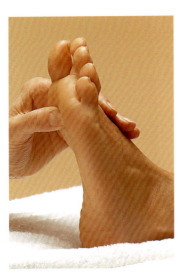
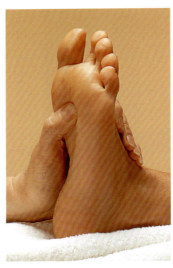
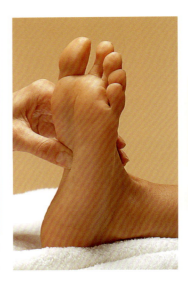

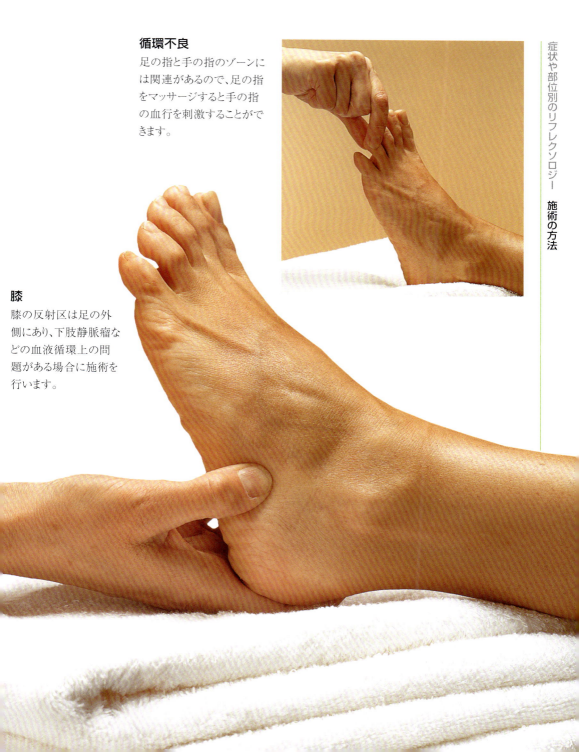

循環不良
足の指と手の指のゾーンには関連があるので、足の指をマッサージすると手の指の血行を刺激することができます。

膝
膝の反射区は足の外側にあり、下肢静脈瘤などの血液循環上の問題がある場合に施術を行います。

症状や部位別のリフレクソロジー　施術の方法

リンパ系

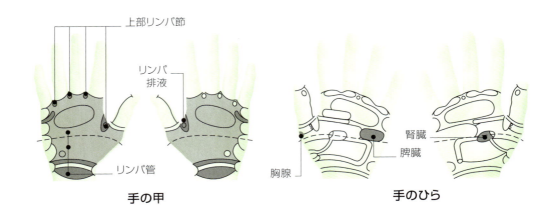

あ手の甲　　　　　　　　手のひら

リンパ系は非常に複雑かつ極めて重要な免疫系の一部分で、身体を病気から守り、様々な毒素や老廃物を身体から排出する「排水」システムの働きをしています。リンパ系はリンパ管のネットワークで構成されており、循環器系とよく似た構造をもちます。これらの管はリンパと呼ばれる淡黄色の液体を運びます。リンパは組織細胞に栄養を運び、細胞の老廃物を取り除く働きをします。リンパ節（またはリンパ腺）はリンパ系のあちこちに点在する要所にあり、細菌のように体内に侵入してくる微生物を捕らえるフィルターの役割をしています。また、リンパ系は白血球の中のリンパ球と呼ばれる血球を産生しています。このリンパ球は異物と闘う抗体の産生を担っています。

問題

あらゆる種類の要因が免疫系の働きを弱めたり、効果を阻害する可能性がありますが、それらには、感染症や持続的なストレス、免疫抑制剤、ならびにME（筋痛性脳脊髄炎）、HIV（ヒト免疫不全ウイルス）、AIDS（後天性免疫不全症候群）などの症状や状態があります。このような状況下では、身体が他の感染症や疾患を撃退することができなくなるという悪循環が生じる可能性があり、このことが次に免疫系の効果をさらに低下させることになります。体液貯留はPMS（月経前緊張症候群）の症状の1つであることが多いものですが、妊娠後期の足首の腫脹を引き起こすこともあります。

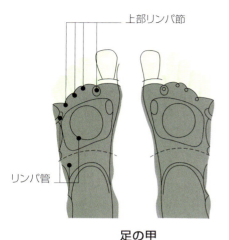

足の甲

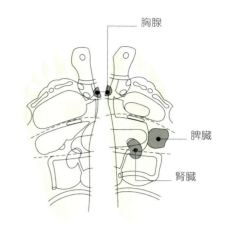

足の裏

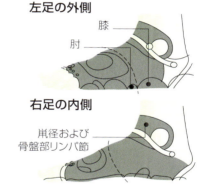

左足の外側

右足の内側

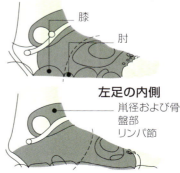

右足の外側

左足の内側

リンパ節の腫脹

　ほとんどの人が経験上知っているように、リンパ節はその付近の組織に感染が生じている時に腫れます。例えば、重い喉の感染症にかかった時に耳の下にある腺が腫れて痛むのはこのためです。この現象は身体の免疫系が感染を抑えて、原因となっている微生物が身体のほかの部分に広がることを防ごうとしていることの一環として起きているのです。

免疫系の低下

ストレスや情緒的な要因、食生活やライフスタイルといった要因は、すべて免疫系を緊張させます。また、過度な運動や睡眠不足、喫煙も免疫系にとって負荷をかける原因となることがあります。

施術の方法

体液貯留に対する施術の中心となる反射区は腎臓の反射区ですが、リンパ管や尿管、膀胱、脳下垂体、心臓、肝臓、および体液貯留が生じている部分の反射区へも施術します。免疫機能が低下している場合、リンパ系の反射区を施術します。腫れている「腺」というのはリンパ節であることから、症状が生じているリンパ節の反射区や脾臓にも施術の必要があるでしょう。

水分貯留

腎臓の反射区は足の裏と手のひらのゾーン2と3上の腰のラインの位置にあります。身体の排尿能力を改善して、それによって水分貯留状態を軽減するためにこれらの反射区を施術します。

免疫機能の低下

脾臓は免疫系の中で重要な役割を果たしていますが、この反射区は左足と左手にしかありません。それぞれ、足の裏と手のひらのゾーン4と5上の横隔膜のラインと腰のラインの間にあります。

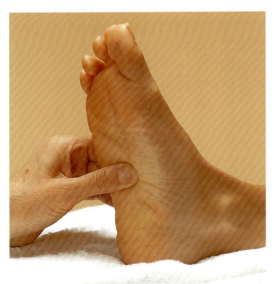
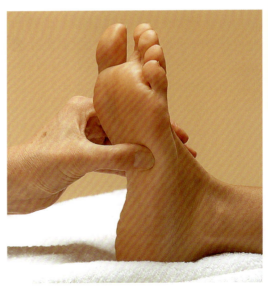

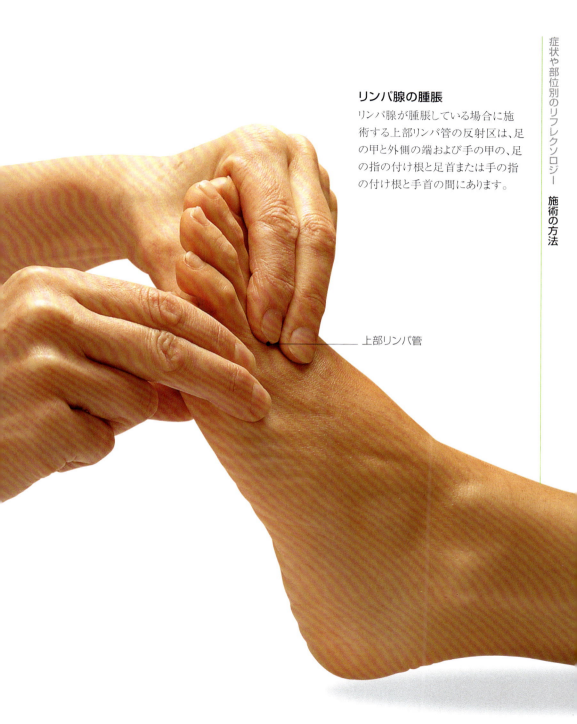

リンパ腺の腫脹

リンパ腺が腫脹している場合に施術する上部リンパ管の反射区は、足の甲と外側の端および手の甲の、足の指の付け根と足首または手の指の付け根と手首の間にあります。

上部リンパ管

症状や部位別のリフレクソロジー　施術の方法

泌尿器疾患

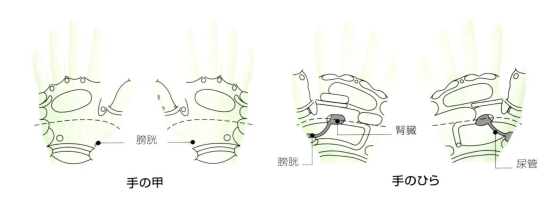

手の甲 / 手のひら

泌尿器系に関係する痛みやその他の問題には様々な原因が考えられますが、おそらく最も頻度の高いものは感染によるものでしょう。感染性の微生物が尿道を通って体内に入り、膀胱やさらに腎臓までも感染が広がることがあります。

膀胱炎

膀胱の感染症（膀胱炎）は男性よりも女性に多いものですが、これは男性に比べて女性の尿道は短く、肛門に近い場所に位置していることからこれが潜在的な細菌性の感染源の1つとなっているためです。抗生物質が効く場合もあるものの、一旦感染が確認されると撃退することは難しくなります。処方された抗生物質による最初の一連の治療で症状が治らない場合、原因菌を正確に特定するための尿検査が必要となるかもしれません。大量の水を飲むことが痛みの緩和に役立ったり、クランベリージュースが症状の軽減を助ける可能性もあります。リフレクソロジストは膀胱や関連器官の反射区に施術を行って免疫系（140-143ページ）の作用を改善し、再発の可能性を抑えるようにします。

膀胱の問題

高齢になると、前立腺の肥大に伴って排尿困難を起す男性が多くなります。前立腺が肥大すると尿道を圧迫し、それによって尿の自然な流れを止めてしまうのです。さらに膀胱が圧迫されると膀胱炎が発症し、排尿障害だけでなく痛みも生じることがあります（212-213ページ参照）。排尿に問題がある場合には必ず医師に

相談してください。

　頻尿は妊娠時にごく普通に起こる随伴症状の1つで、同じく膀胱の圧迫が原因です。出産後に尿漏れの問題を経験する女性もいますが、これは尿の流れをコントロールしている骨盤底の筋肉に障害が起こることによるものです。極度の頻尿は医学的治療を必要とする症状の可能性があるため、必ず原因を調べる必要があります。このようなケースで最も多い疾患はおそらく糖尿病でしょう(148-149ページ参照)。

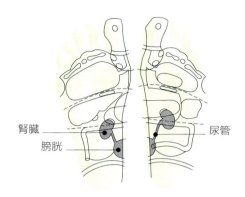
足の裏

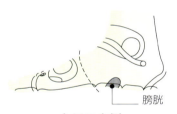
右足の内側

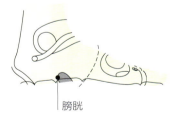
左足の内側

細菌性感染症

非特異性尿道炎(NSU)などの泌尿器系の細菌性感染症は排尿時に痛みを生じることがあり、抗生物質による一連の治療を行うべきです。

施術の方法

尿路に関係する疾患のほとんどは細菌性の感染によるものですが、前立腺肥大や妊娠およびその結果が膀胱の問題を引き起こす場合があります。膀胱の感染症には、膀胱や腎臓、尿管および骨盤リンパ管の反射区への施術が必要です。腎機能の低下にも同じ反射区と、さらに副腎や脳下垂体、副甲状腺の反射区を施術する必要があります。前立腺の問題への対処については212-213ページで解説しています。

膀胱の感染症

膀胱の反射区は、足の内側の距骨のすぐ前と、手の内側の手首のすぐ上にあります。

腎機能の低下

腎臓の反射区は足の裏と手のひらのゾーン2と3上の腰のラインの位置にあります。

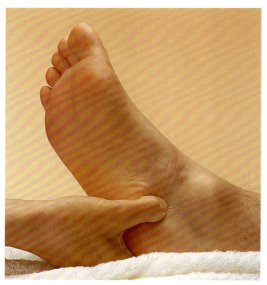

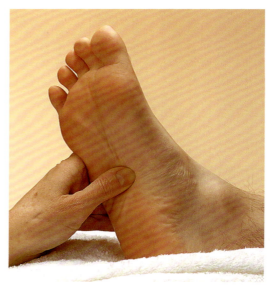

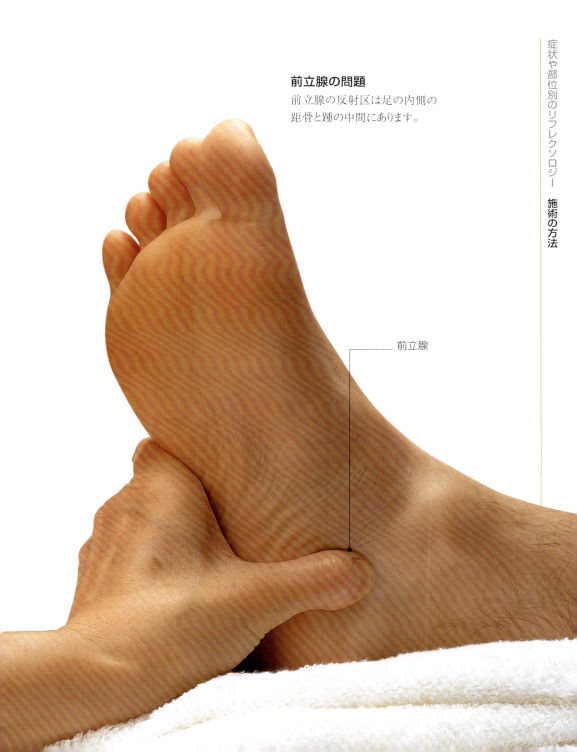

前立腺の問題
前立腺の反射区は足の内側の距骨と踵の中間にあります。

前立腺

症状や部位別のリフレクソロジー　施術の方法

ホルモン障害

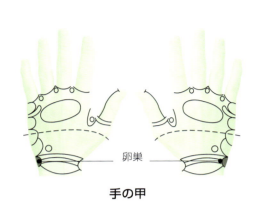

手の甲

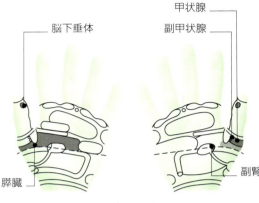

手のひら

体と精神の健康は、身体の様々な機能の調節を担っているホルモンと呼ばれる「化学伝達物質」の濃度を調整する能力に左右されます。

ホルモンの作用

ホルモンは身体中にある一連の内分泌腺によって産生されており、その全体的なコントロールは頭蓋底にある脳下垂体が行っています。内分泌系が正常に機能していると、脳下垂体はある特定の時点での身体の要求または周期に基づいて、必要に応じて個々のホルモンを放出させたり抑制したりします。例えば、腎臓のすぐ上にある副腎は、アドレナリンとノルアドレナリンを放出し、必要なあらゆる資源を活用して「闘争」または「逃走」のいずれかにより危機的状況に対処することを可能にしています。成長ホルモンやメラトニン（睡眠ホルモン）などのその他のホルモンは体内時計によって決められた一定の間隔をおいて分泌されます。このような繊細なバランス調整作用は多数の原因によって簡単に乱れが生じることがあります。

ホルモンによって生じる症状で、女性ホルモンのエストロゲンとプロゲステロンに関連した問題（152-153ページ参照）以外で最も頻度の高いものは、糖尿病と甲状腺疾患です。いずれの疾患も正統的な治療を受ける必要がありますが、熟練したリフレクソロジストはその効果を補完することが可能です。

糖尿病

膵臓がインスリンと呼ばれる食物からエネルギーを吸収するために必要なホルモンの放出を停止したり、あるいは身体がインスリンに適切に反応できなくなるとこの病気が起こります。1型糖尿病（インスリン依存性糖尿病）は通常、比較的若い年齢で、インスリンが産生されなくなることにより発症しますが、2型糖尿病（インスリン非依存性糖尿病）はたいていの場合中高年に発症し、インスリン注射よりも経口薬と食事療法の両方またはいずれか一方で治療することが多いものです。

甲状腺疾患

甲状腺は首の前側にあり、これが正常に機能していないと様々な不快症状を引き起こします。最も頻度の高いものは、サイロキシンと呼ばれる代謝をコントロールするホルモンの産生過剰または不足です。正統的な治療法が比較的有効です。

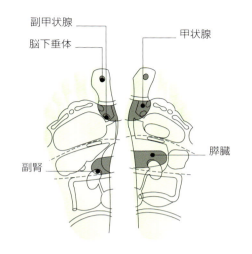

足の裏

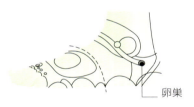

左足の外側

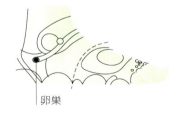

右足の外側

施術の方法

リフレクソロジー施術は正統的な療法を補完することができますし、あるいは、甲状腺の機能亢進または低下を問わず、正常な機能を妨げている軽度のホルモンバランスの乱れの是正を助けることもできます。糖尿病で薬物療法を受けている人への施術は熟練したリフレクソロジストに限定すべきです。心臓や目、腎臓などに影響する症状がある場合には、その他の反射区への施術も可能です。

甲状腺

甲状腺の反射区は、
足の親指の付け根の膨らんだ部分と、
手のひらの親指の付け根のすぐ下にあります。

脳下垂体

脳下垂体の反射区は、
足の親指の裏の肉厚の部分の中央と、
親指の手のひら側の肉厚部分にあります。

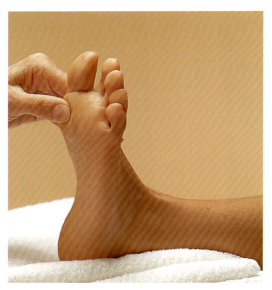
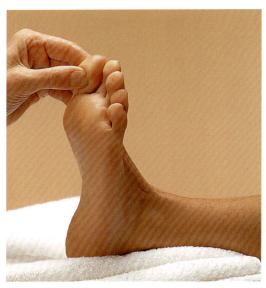

副腎

副腎の反射区は、足の裏の腰のラインのすぐ上の第2指の延長線上にあり、手のひらにも第2指の延長線上にあります。

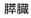

膵臓

膵臓の反射区は、右足の足の裏のゾーン1と2、左足の足の裏のゾーン1から3までの腰のラインの上側の部分にあります。この反射区は手の同じゾーンにもあり、手の場合も足と同様に腰のラインのすぐ上にあります。

膵臓

症状や部位別のリフレクソロジー　施術の方法

生殖器系疾患

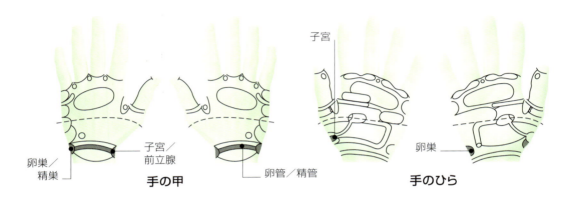

女性の月経周期に関連した症状は非常に多いため、ほとんどあたり前のこととして考えられていますが、非常につらく、普通の生活に悪影響を及ぼすような場合もよくあります。このような症状には、月経前緊張症候群、痛みが強い月経および重い月経の両方またはそのいずれか、月経不順または過小月経、不妊、更年期の始まりに関連した問題などがあります。男性はこのような複雑なホルモンの影響を受けることはなく、そのため女性ほどの症状は経験しませんが、男性も不妊症の問題が起こる可能性があります。また、男性は勃起の達成や持続に問題が生じる可能性があり、こ れは身体的原因と心理的原因の両方またはそのいずれかが考えられる問題です。

月経異常

月経に関連した症状はホルモンのアンバランスの結果であることが多いのですが、生殖器系の中の特定の部分の異常を示す徴候である可能性もあります。例えば、痛みを伴う重い月経は、子宮筋腫（子宮内の良性腫瘍）、子宮内膜症（子宮内膜の一部が骨盤内で転移し月経期間中に出血するもの）、骨盤内炎症性疾患などによって生じることがあります。

不妊症

カップルのいずれかまたは両方に影響する多くの要因が不妊症を引き起こすと考えられ、原因を確認し正統的な治療が適切か否かを判断するためには検査が必要となります。ストレスや緊張が関係している可能性もあり、根底にある疾患に対する施術としてだけでなく、リラクセーションの促進のためにもリフレクソロジーを行うと非常に有益となる場合があります。

また、リフレクソロジストは正常に機能していない身体部分の反射区へも追加的に施術します。女性の場合、これらには卵巣や子宮、卵管の反射区、さらに脳下垂体や腹部の反射区を含みます。リラクセーションを促進し、不安を追い払うには太陽神経叢の反射区に施術します。

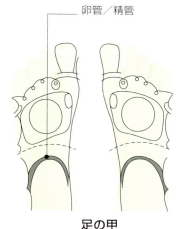

足の甲

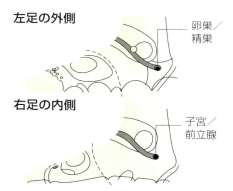

左足の外側

卵巣／精巣

右足の内側

子宮／前立腺

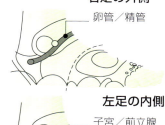

右足の外側

卵管／精管

左足の内側

子宮／前立腺

男性側の障害への対処

精巣の反射区への施術が精子の産生を助けることがあります。不安を軽減しリラクセーションを促進する施術も有効となる可能性があります。

施術の方法

施術中は、女性の生殖器系の様々な部分ならびにホルモン系を調整する腺の反射区に特に注意を払ってください。男性の不妊症や性的欲求の欠乏には、次のように対応する生殖器の反射区を集中して施術することで対処できます。すなわち、精巣は卵巣に、精管は卵管に、前立腺は子宮というように、それぞれの反射区は対応しています。

月経の問題

足にある子宮の反射区は、足の内側の端にあり、外側にある卵巣の反射区と同じ高さに位置しています。手にある子宮の反射区は、手の内側にあり、外側にある卵巣の反射区とほぼ対応するような部分に位置しています。

不妊の問題

卵管の反射区は、足の甲（および手の甲）の卵巣と子宮の反射区を結んだ線に沿って位置しています。

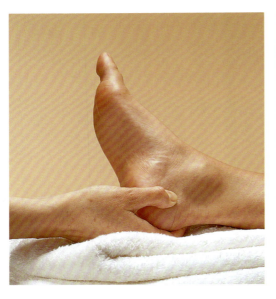

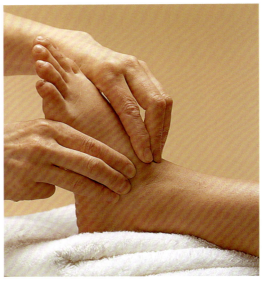

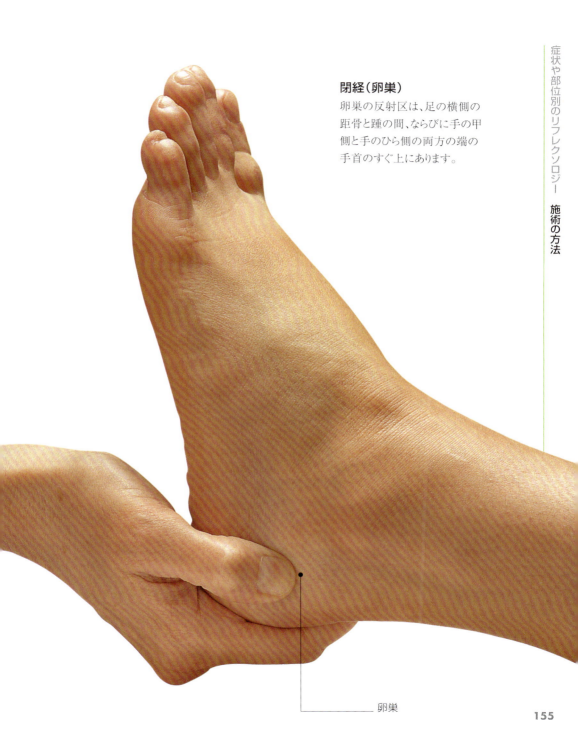

閉経（卵巣）

卵巣の反射区は、足の横側の距骨と踵の間、ならびに手の甲側と手のひら側の両方の端の手首のすぐ上にあります。

卵巣

症状や部位別のリフレクソロジー　施術の方法

頭痛や片頭痛

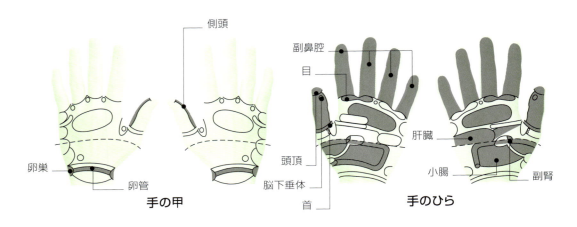

手の甲 / 手のひら

頭痛は非常に広範囲の病気の中のただ1つの症状にすぎず、中には重篤な病気の場合もありますが、大半の人は時々なんらかの主要な根本原因もなく頭痛を経験するものです。頻繁に起こり持続的で、生活に支障が出るような頭痛は医師の診断を受けるべきで、特にこれまで経験したことのないような頭痛が起きた場合には必ず受診してください。突然激しい頭痛が何の前触れもなく起きた場合には医師にその旨報告することが賢明です。というのも、場合によってはより深刻な問題の徴候の可能性があるからです。しかし、大半の頭痛は軽いウイルス性感染症や身体的または精神的緊張、あるいは片頭痛によって起こり、これらの頭痛に伴って視力障害や嘔気、時に嘔吐などの他の症状が起こる場合もあります。

対処法

可能な場合には、単に痛みを和らげようとするよりも、頭痛の根本原因となっている部分の反射区を施術することが望ましいのです。片頭痛の根本原因の特定は必ずしも可能ではなく、片頭痛の真の原因は依然として解明されていないものの、片頭痛に苦しむ人の多くは片頭痛の引き金となるものについてよく認識しているものです。

反射区

頭の反射区へ施術する一方で、頭痛の原因や関連症状に応じて他の反射区にも施術する必要があります。頭痛がストレスや不安に関連したものである場合、太陽神経叢の反射区ならびに場合によっては副腎の反射区への施術が

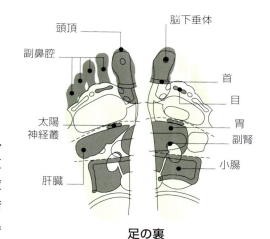

足の裏

重要となり、ストレスが筋肉の緊張を引き起こしている場合には、首や肩、上部脊椎の反射区への施術も必要となります。ウイルス性感染症が起きている場合にはリンパ節の反射区を施術し、副鼻腔のうっ血や炎症がある場合には副鼻腔の反射区を施術します。

片頭痛

　片頭痛は脳へ血液を供給している血管の痙攣や拡張が原因となり、目をくらませるような激痛が起こります。頭痛以外の症状が起こることも多く、必要に応じて症状が現れた身体部分に対応する反射区にも施術します。これらの反射区には、胃（嘔気や気分の悪さ）、目（視力障害）、小腸と大腸（アレルギー反応）、および脳下垂体と卵巣（ホルモンの関係で起こる片頭痛や月経に伴って起こる片頭痛）があります。

左足の外側

右足の内側

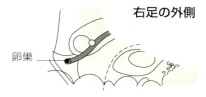

右足の外側

左足の内側

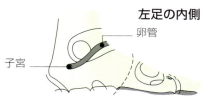

施術の方法

リフレクソロジストの施術の目的は、頭痛や片頭痛の症状の軽減や再発の予防だけでなく、そもそも症状の引き金となっている身体部分を手当することにあります。それには施術を始める前に慎重な評価を行うことが必要で、その理由は、エネルギーのバランスの乱れやストレスがある部分はいくつかの異なる部分に分かれていたり、多数のはっきりと異なった原因で頭痛が起こる可能性があるからです。

頭

頭の反射区は足の親指の先端部や外側の端、および裏側にあり、頭蓋骨や脳自体とも関係しています。手にある反射区は、親指の先端付近や裏側、親指の人指し指側の側面にあります。

首

首の前側と後側の反射区は、手と足のそれぞれの親指の先端および付け根の下側にあります。

脊椎

頚椎の反射区は手と足のそれぞれの親指の内側の端に沿ってあります。首や肩に緊張がある時にこれらの反射区を施術します。

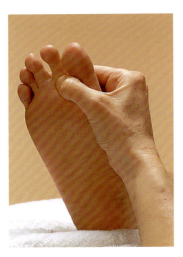
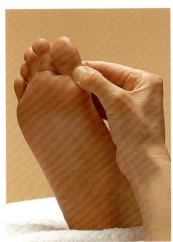
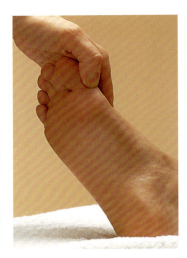

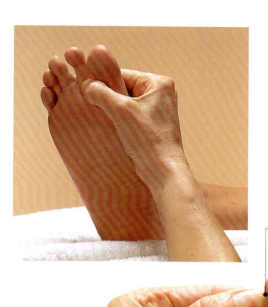

目

目の反射区は足の裏の第2指と第3指がつながった部分のすぐ下にあります。手にある反射区は、手のひら側の第2指と第3指がつながった部分の下にあります。

副鼻腔

副鼻腔

副鼻腔の反射区は足の親指以外の指の付け根と両側、手の親指以外の指の前側と両側にあります。

症状や部位別のリフレクソロジー 施術の方法

不安や抑うつ

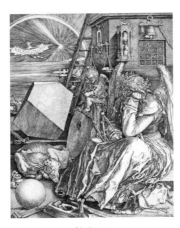

抑うつ
些細なこととして
見過ごすべきではありません。

不安を感じたり、気分が滅入る時期というのは、非常に幸運な人々を除けば誰にでもあるものですが、ほんの数日気分が悪いことと、常に気分が沈んでいたり不安や抑うつによって生活に支障が出るようになることの間には極めてはっきりとした違いがあります。常にぼんやりとした不安につきまとわれることによって、普通の生活を送る能力が制限されることがあり、消化不良や睡眠不足、頭痛といった他の症状が併発することも多いのです。抑うつは、例えば心臓病などの「本当の」病気と同じような症状をとることがあり、診断が確定した身体症状と同様に抑うつからも急速に回復することはできないものです。

助けを求めましょう

日常生活に支障が出るようなこれらの症状のいずれかに2、3日を越えて悩まされている場合には、躊躇することなく専門家の助けを求めましょう。医師は薬物療法となんらかの心理療法の両方またはいずれか一方を薦めるかもしれませんが、これらはいずれも気分を改善させ、症状の原因を問わず、原因への対処を開始させてくれます。このような症状は人間的な弱さの現れであるとか、性格的な欠点であると考えるのは誤りであり、また、ただ自分にできる最善の努力をすることで対処しなければならないと信じ込むことも同様に誤りなのです。回復には時間がかかるかもしれませんが、適切な治療を受ければほとんどの人々が確実に回復しています。栄養価の高い適切な食生活を送るように心がけ、気分を和らげるために薬物やアルコールに救いを求めようとする衝動に打ち克つようにしましょう。精神的にも肉体的にも活動的な状態を維持することは、ある種の感情を克服する上で助けになるかもしれません。

症状や部位別のリフレクソロジー　不安や抑うつ

リフレクソロジーの効果

　リフレクソロジーは気分の改善を助ける上で重要な役割を果たすことができます。頭や脳に対応する直接的な反射区を施術するだけでなく、不安には副腎、ホルモンバランスの乱れには脳下垂体やその他の内分泌腺、十分なリラクセーションを得るには太陽神経叢というように関連した反射区への施術も行います。

　身体の正常な機能を回復し、エネルギーバランスの乱れを是正するという直接的な施術の効果以外に、自分の生活のあらゆる局面について関心を示してくれる専門家に対し自分が思っていることを自由に表現できるようになると感じている人もたくさんいます。症状の根底にある緊張や問題が表面化するにつれて、施術が感情の爆発を引き起こす可能性があるということをリフレクソロジストは覚悟しておかなければなりません。

季節性情動障害

冬の間、多くの人々が日光不足によって生じる抑うつの一種を経験します。これらにはリフレクソロジーのようにリラクセーションを助け、健康を増進する療法が役立ちます。

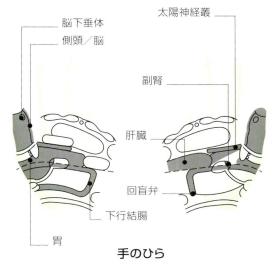

手のひら

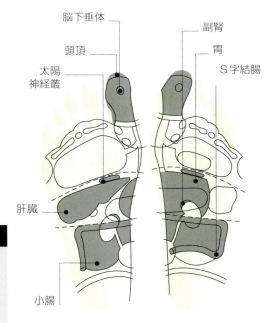

足の裏

161

施術の方法

全身に対する一連の施術は全身の健康に有益で、リラクセーションを促し身体のエネルギーバランスを安定した良好な状態に回復させます。リフレクソロジストは個々の症状に関連した反射区に特に注意を払います。ホルモン系や消化器系のバランスの乱れを是正すると症状の緩和に役立ち、リラクセーションの促進と不安の軽減には太陽神経叢の反射区への施術が特に重要となります。

太陽神経叢

太陽神経叢の反射区は、足では足の裏の中央部の親指の付け根のふくらみのすぐ下にあり、手のひらではゾーン2と3にあります。

副腎

副腎の反射区は小さなもので、足の裏と手のひらの腰のラインのすぐ上にあり、それぞれ足と手の内側寄りに位置しています。

脳下垂体

脳下垂体の反射区は足または手の親指の裏の中央にあり、正常なホルモンバランスを促進するためにはこの反射区を施術します。

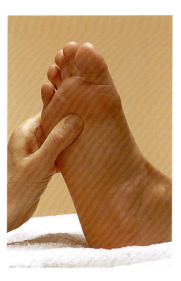
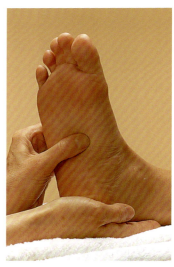
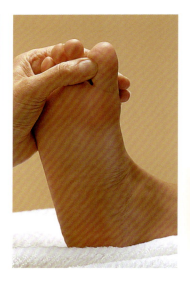

肝臓

肝臓の反射区は右足と右手にしかなく、足の裏と手のひらの5つすべてのゾーンを横切るように延びており、横隔膜と腰のラインの間に位置しています。

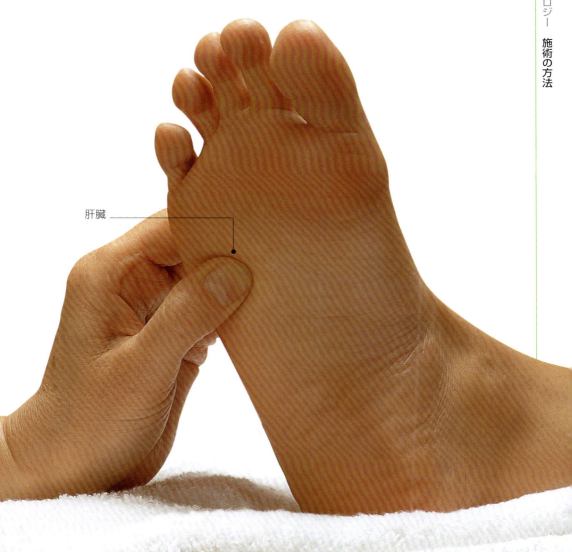

肝臓

症状や部位別のリフレクソロジー　施術の方法

睡眠障害

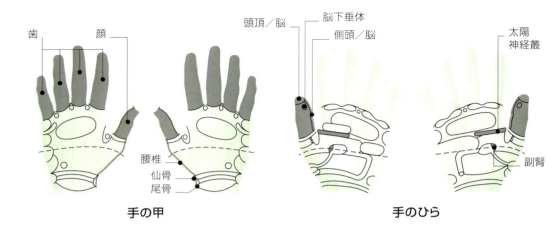

手の甲　　　　　　　　手のひら

不眠症の最も大きな問題の1つは悪循環に陥ることが多いという点です。十分に睡眠がとれていないことを心配し、その心配が不眠を悪化させるのです。大半の睡眠障害は深刻な病気の症状ではなく、睡眠不足自体には実質的な害はありません。しかし、疲労感が残ったり、イライラしたり、集中することが難しくなったりします。また、睡眠不足状態の時に車の運転をしたり機械の操作をすることは危険を伴う可能性があります。

解決法

夜間に十分な睡眠がとれない状態が、関節炎の痛みや抑うつなど、ある特定の病気と関連している場合、医師による適切な治療を必ず受けるべきです。また、安らかな睡眠をとるために自分でなんらかの手段を講じることができます。これには、例えば、夜遅くに重い食事を摂らないこと、カフェインを含んだ飲み物を夜間に飲まないようにすること、定期的に運動すること、さらに就寝前の過剰な精神的刺激を避けることなどがあります。さらに、快適なベッドや、暗く静かで適切な温度になった部屋を確保するようにしましょう。

精神的なリラクセーション

睡眠障害に対するリフレクソロジーは反射区への施術によって精神的なリラクセーションを促進することを目的としています。頭と脳の反射区以外に、ストレスに打ち克つための副腎の反射区などの関連する反射区、および背部痛や関節痛といった症状に関連した反射区も特に

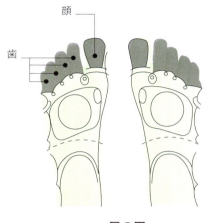

足の甲

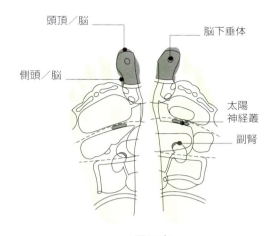

足の裏

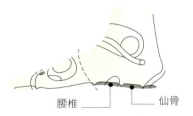

右足の内側

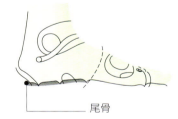

左足の内側

入念な施術を必要とします。身体のエネルギーの流れを全体的に回復させることで、快適な夜の眠りの促進にも役立ち、また、眠りを妨げている心配について話をする機会を得るだけでも効果があることに気づく人もたくさんいます。薬物療法よりもまずこのような対処法を試してみる価値はあります。

適度な睡眠

私たちが必要とする睡眠時間は人によって異なり、年齢を重ねると共に少なくなります。研究結果はそれと矛盾するのですが、私たちが必要とする最低睡眠時間は6時間であると示しています。

施術の方法

関節炎や他の痛みを伴う病気、抑うつ、呼吸障害など、睡眠障害と医師の診断や正統的な治療を必要とする病気との関連が疑われる場合には、医師の診察を受けることが重要です。抑うつ状態にある人は非常に朝早く目覚め、再び眠ることができなくなるのに対し、不安やストレスがあると眠りにつくのが難しくなったり夜中に頻繁に目が覚めることがあります。

頭／脳
頭と脳の反射区は、足の親指の裏と外側の端、および手の親指の両側にあります。

脳下垂体
脳下垂体の反射区は、足では親指の裏の肉の中央にあり、手にも親指の同じ部分にあります。

太陽神経叢
太陽神経叢の反射区は足の裏または手のひらのゾーン2と3の上の横隔膜のラインのすぐ下にあります。

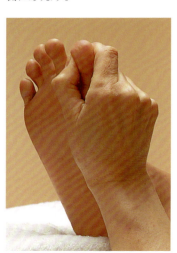
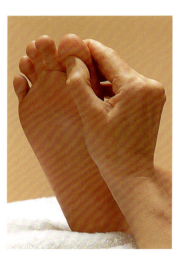
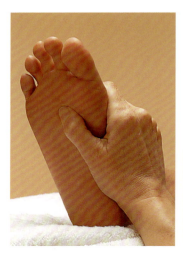

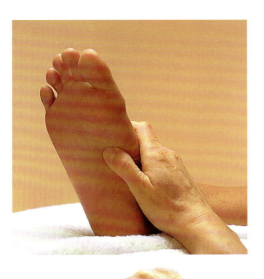

副腎

副腎の反射区は足と手の内側の端の腰のラインの上側にある小さな部分ですが、ここを施術するとリラクセーションが促進されます。

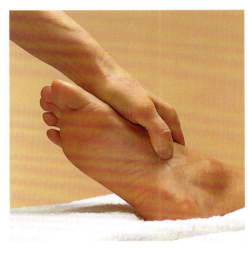

脊椎

腰椎や仙骨、尾骨の反射区は足や手のひらの内側の端に沿ってあり、腰のラインと踵または手首の間に位置しています。

歯

歯痛が不眠症の原因となる可能性もあるため、足と手の親指以外の指の甲側の反射区を施術します。

症状や部位別のリフレクソロジー　施術の方法

背部の問題

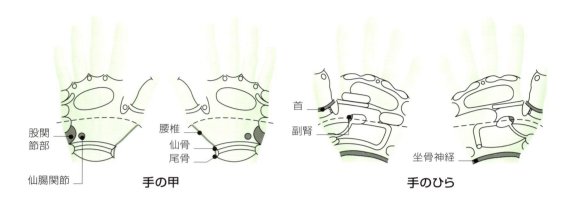

股関節部
仙腸関節
腰椎
仙骨
尾骨
手の甲

首
副腎
坐骨神経
手のひら

背部の痛みや凝りは、病気、筋肉やその他の軟部組織の外傷、神経の圧迫、関節や椎間板の損傷によって生じることがあります。背部痛が起きた時点で医師の診察を受けることが賢明ですが、「非特異的」つまり原因が不明で問題は自然に治癒する可能性が高いと判定されることが多いでしょう。再発の可能性を低く抑えるためになんらかの対策を講じることはできるものの、一度背部痛を経験するといずれ再発が起こる可能性は高くなります。オステオパス（オステオパシー ― 筋肉や骨格の調整を行い自然治癒力を引き出すことによる療法 ― の施術者）、カイロプラクター（カイロプラクティック ― 脊柱の調整を行い神経系の働きを改善することによる療法 ― の施術者）、および理学療法士は多くの背部の問題を治療することができ、この種の治療は再発の予防を助ける可能性があります。

下背部の痛み

この原因としては脊椎自体以外に身体の多くの部分の問題が考えられます。そのため、リフレクソロジーでは、障害が生じていたり、正常に機能していない可能性のあるすべての部分の反射区に施術を行うことが多くなります。

坐骨神経痛

坐骨神経に炎症があると下背部や臀部から大腿、実際のところこの主要神経が通っている部分すべてに沿うように耐え難い痛みが生じる可能性があります。

対処法

　背部痛の多くはオステオパシーやカイロプラクティックから効果が得られ、特に痛みが発生してから比較的早い段階で実施すると効果的です。リフレクソロジーの施術も背部痛を和らげるのに非常に効果的ですが、この対処法では問題の実際の原因に正確に対処することはできません。関節リウマチなどの炎症性疾患や「骨がもろくなる」疾患である骨粗鬆症による背部痛に対する施術は効果的ですが、施術者は熟練したリフレクソロジストに限定すべきです。

　一般に、リフレクソロジストは、全身に対する施術の一環として脊椎と首の反射区への施術を行いますが、痛みの種類や部位に応じて関連する反射区へも施術を行います。これには、炎症がある場合には副腎、外傷や緊張がある場合には坐骨神経および尾骨を含む脊椎の様々な部分、関節が関係していると思われる場合には股関節や肘などのその他関節の反射区があります。

予防

背部の問題を予防するには、重いもの（子供を含む）を持ち上げたり運んだりする際には注意し、背部や腹部の筋肉や靭帯を強化するために運動をしましょう。

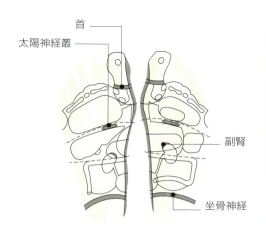

足の裏

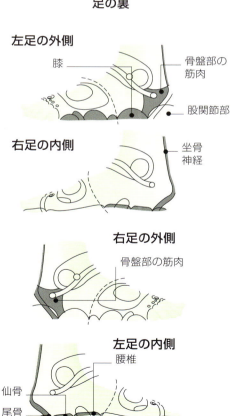

左足の外側

右足の内側

右足の外側

左足の内側

施術の方法

下背部の痛みには、首の反射区への施術に加えて、頸椎から尾骨まで脊椎のすべての部分の反射区への施術を行います。他に施術する反射区としては、痛みの緩和とリラクセーション促進には太陽神経叢、炎症には副腎、膝など関連痛や損傷が現れた身体部分の反射区があります。坐骨神経痛を和らげるには下背部にある腰神経や仙骨神経の反射区を施術する必要があるかもしれません。

坐骨神経
坐骨神経の反射区は踵の肉の部分と手首にそれぞれ帯状に延びています。

太陽神経叢
太陽神経叢の反射区は足の裏にある小さな部分で、ゾーン2と3上の横隔膜のラインのすぐ下にあります。

尾骨
尾骨の反射区は足の踵と手首のすぐ前にあり、腰椎と仙骨の反射区に隣接しています。

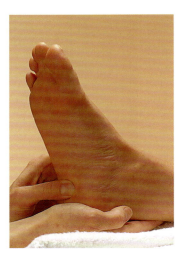
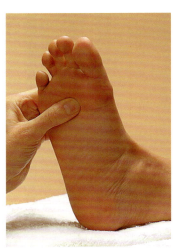
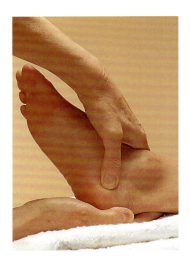

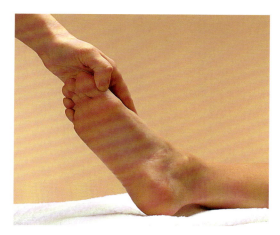

脊椎
脊椎の反射区は足と手の内側の線に沿って位置してますが、足と手のそれぞれの親指の側面が頚椎に相当し、下方向に延びています。

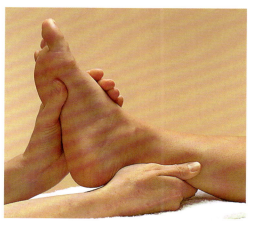

坐骨神経のループ
坐骨神経の反射区は踵の付け根の狭い部分を横切るような細い帯状になっており、アキレス腱の両側を囲むように足首まで延びています。

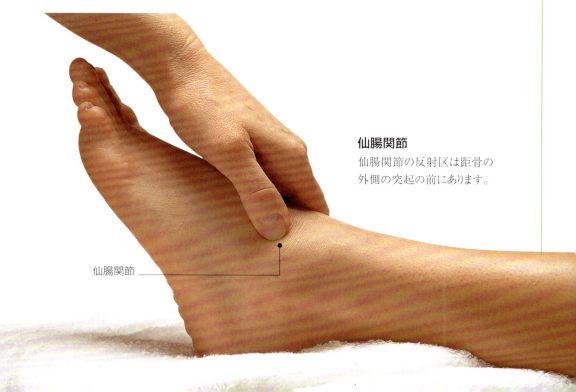

仙腸関節
仙腸関節の反射区は距骨の外側の突起の前にあります。

仙腸関節

筋肉痛や関節痛

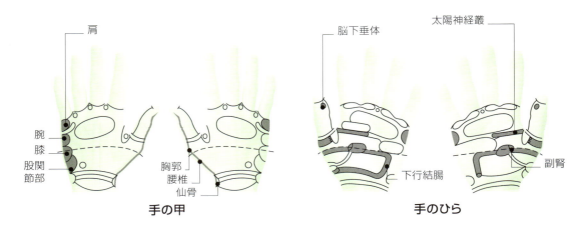

定期的にスポーツをしたり激しい運動をする人は怪我をする機会が多く、あまり健康ではない初心者は特に怪我をしやすいものです。捻挫や筋違えは特によく起こり、不自然な動きや下手な着地によって筋肉やその他の軟部組織は簡単に傷つく可能性があります。

危険の軽減

次に紹介する筋肉増強と柔軟性のためのトレーニングプログラムを行ってリスクを最小限に抑えることが賢明です。筋肉を保護するために試合や運動の前後にはウォームアップやクールダウンのための一連の動きを必ず行うべきです。外傷はRICE処置と呼ばれる原則、すなわち、Rest（安静にする）、Ice（冷却する）、Compression（圧迫する）、Elevation（高く挙げる）にしたがってできるだけすみやかに対処しますが、冷却する際には必ず氷を布で包んでから患部にあてて凍傷を予防することを忘れないでください。

反復性ストレス障害（RSI）

反復性ストレス障害（RSI）は、酷使による外傷の1種で、同じ動きを長期間繰り返すことによって肩や腕、手などの軟部組織に影響が出るものです。この障害は職業に関連していることが通例で、特にキーボード操作を行う労働者や機械化された製造ラインで働く労働者に起こりやすいものです。正統的な療法では治療が難しいのですが、リフレクソロジーによって痛みを和らげ組織の回復を助けることができます。

関節炎

　関節炎の病態は様々ですが、いずれも関節の痛みと炎症が起こります。もっとも頻度の高い関節疾患は変形性関節炎で、加齢と共になんらかの症状がほとんどの人に起こります。変形性関節炎は過去に行ったスポーツによってストレスがかかった関節に症状が出ることがよくあります。例えば、プロのサッカー選手の場合、膝に関節炎が起こることがあります。たいていの場合、なんらかの関節炎のある人は炎症を抑え、痛みを和らげ、可動性を維持するために薬物療法を受けることになりますが、リフレクソロジーはその効果を高める助けをすることができます。

　リフレクソロジストは影響を受けている身体の特定部分の反射区に施術します。炎症がある場合には副腎の反射区、リラクセーションを促進するには太陽神経叢の反射区を施術します。

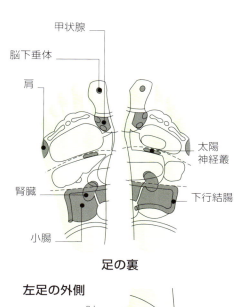

足の裏

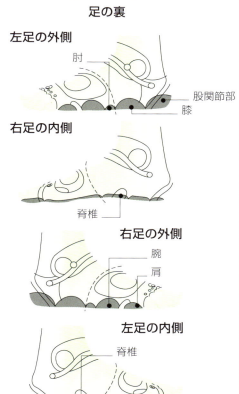

自助努力

体重を適度に維持することによって関節に不必要な負荷をかけないようにしましょう。軽い運動をすると関節を支える筋肉を強化することができます。

施術の方法

最も症状の重い部分に対応する反射区への施術に集中します。関節リウマチは足に起こることもありますが、その部分には細心の注意を払って施術する必要があり、特に関節の症状があるために足の代わりに手への施術ができない場合には注意が必要です。RSIの場合には、症状のある部分またはゾーンによって関連づけられた部分の反射区を施術します。例えば、手首の痛みに対して足首を施術することができます。スポーツ損傷の場合に施術すべき反射区は外傷の部位によって異なります。

股関節部
股関節部の反射区は、足では外側の端にあり、踵のすぐ前にある小さな半月状の部分の中に位置しています。手では手の甲の外側の手首と腰のラインの間にあります。

腕
腕の反射区は足の外側の端にあり、足の小指の付け根から骨が突き出た部分にかけて位置する反射区で、その長さは足の長さの約半分を占めています。

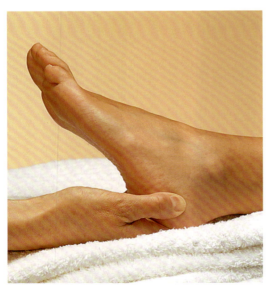

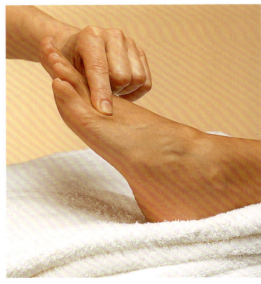

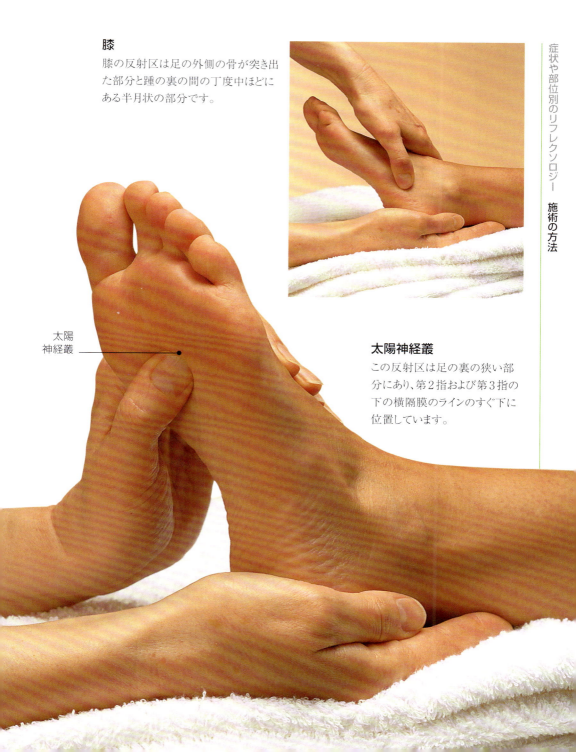

膝
膝の反射区は足の外側の骨が突き出た部分と踵の裏の間の丁度中ほどにある半月状の部分です。

太陽神経叢

太陽神経叢
この反射区は足の裏の狭い部分にあり、第2指および第3指の下の横隔膜のラインのすぐ下に位置しています。

症状や部位別のリフレクソロジー　施術の方法

目と耳

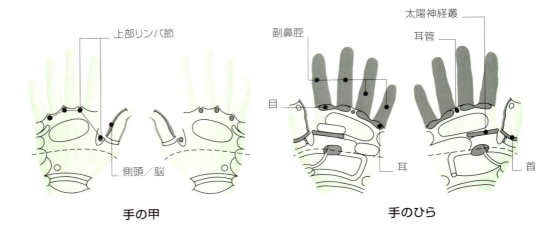

手の甲　　　　　手のひら

目や耳に起こる症状は、軽く一時的なものでない限り、医師の診察を受けて何か深刻な根本原因がないことを確認すべきです。視力の低下は場合によっては正統的な治療を必要とする問題によって起こることがあり、また、例えば糖尿病などの病気に気づかないままに目の網膜の損傷が原因で起こる可能性もあります。徐々に進行する聴覚障害は、その原因によって必ず治療可能というわけではありませんが、医師は状況の改善のために補聴器の利用を勧めることがあります。感染はただれ目や耳痛の原因の中でも頻度の高いものの1つです。問題が持続したり、症状のレベルが単なる不快症状を超えている場合には、抗生物質を使った根治が必要になる場合があります。医学的見地からは、目と耳の問題は比較的重要視されない場合が非常に多いものの、日常生活を送る上ではかなりの不快感や混乱を招く原因となります。

結膜炎

感染またはアレルギー反応によって瞼の内側の膜に炎症が起きると、目が赤くなって痒みが出て、時には痛むこともあります。この状態は結膜炎と呼ばれ、リフレクソロジストは直接的な反射区である目の反射区と、関連する反射区を施術します。症状が感染によるものの場合は上部リンパ管の反射区、アレルギー反応によるものの場合は副腎の反射区を施術しますが、時には腎臓の反射区を施術することもあります。腎臓の反射区を施術するのは、腎臓は目の間にはゾーンの相関関係があり、つまりこれらは同じ縦方向のエネルギーゾーン上にあるためです。

耳痛や耳鳴

　耳痛は感染によって起こることが多く、リフレクソロジストは直接的な反射区としては耳の反射区、感染を解消するためには上部リンパ管の反射区、うっ血を和らげるためには耳管の反射区、リラクセーションのためには太陽神経叢の反射区をそれぞれ施術します。耳の中で何かが響いたりブンブンと音がすること、つまり耳鳴として知られる苦しい症状は、耳の感染症と関係している可能性があります。正統的な治療はほとんど効果がないかもしれませんが、「ホワイトノイズ（白色雑音、あらゆる周波数の成分を均等に含んだ音）」を発生させる電子装置が耳鳴の音を消すのに役立ち、それによって症状がありながらも楽に生活できるようになったと感じる人もいます。耳鳴の場合、リフレクソロジストは頭や首、頚椎、副鼻腔の反射区にも施術します。

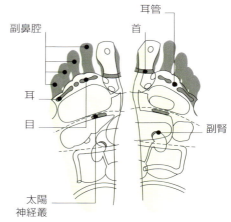

足の裏

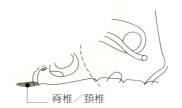

右足の内側

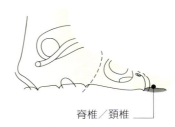

左足の内側

施術の方法

耳の疾患には耳の反射区に加えて耳管（喉と内耳をつなぐ管）の反射区へも施術します。感染やアレルギー反応によって耳管にうっ血が起こると、聴力に影響する可能性があり、時には耳鳴を引き起こすこともあります。軽いアレルギーがある時や異物を取り除いた後に目が痛む場合、目の反射区を施術すると炎症を和らげることができます。

耳痛

耳の反射区は、足では足の裏の第4指と第5指の付け根の下に細い帯状に位置しています。手では、手のひらの薬指と小指がつながった部分のすぐ下に位置しています。

うっ血

耳管の反射区は、足では足の裏の第3指と第4指がつながった部分のすぐ下に位置しています。手では、手のひらの第3指と第4指がつながった部分のすぐ下に位置しています。

代わりに施術できる反射区

耳管の反射区は足と手の甲のそれぞれ類似した部分に位置していることがあります。その場合、足または手の第3指と第4指がつながった部分の上にあります。

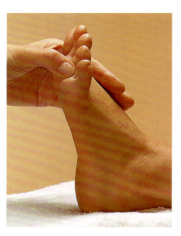
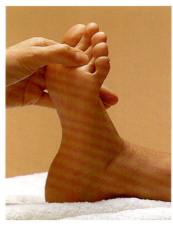
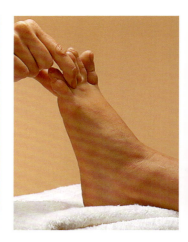

目の炎症

目の反射区は、足では足の裏の第2指と第3指がつながった部分のすぐ下にあります。手では、手のひらの第2指と第3指がつながった部分の下にあります。

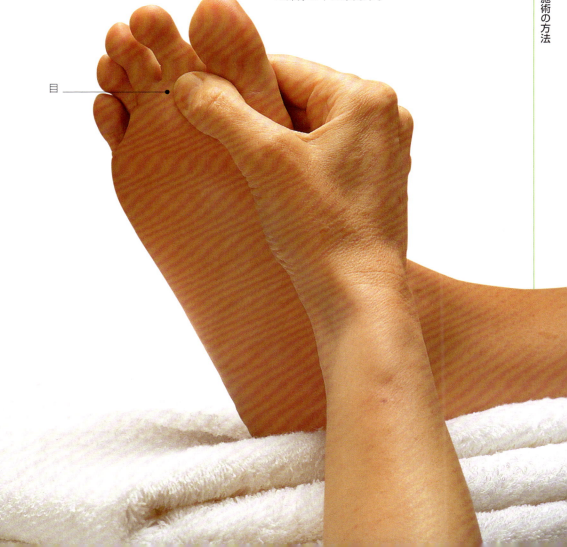

目

症状や部位別のリフレクソロジー　施術の方法

アレルギー

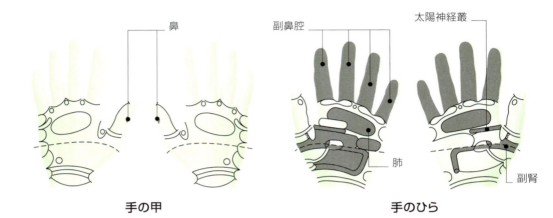

手の甲 / 手のひら

アレルギー反応は、ウイルスや細菌、毒素と全く同じように有害な物質が身体内にある時に免疫系が反応して生じます。アレルゲンとして知られる有害物質は、飲み込んだり、吸い込んだり、皮膚に接触したり、あるいは蜂が刺すように皮膚を経由して身体内に入り込んできます。免疫系は「侵入者」を攻撃するためにヒスタミンやその他の細胞を含む「防衛隊」を配置につけますが、これが様々な症状を引き起こすことになるのです。このようなアレルギー反応はますます増えつつあり、中には喘息やピーナッツアレルギーのように生命に関わる可能性のあるものも含まれます。

症状

アレルギーの種類によって症状は異なり、花粉症や鼻炎、なんらかの皮疹、喘息などの呼吸器症状、嘔気、嘔吐が起こり、稀にではありますが、アナフィラキシーとして知られる生命に関わる重篤な反応が起こることもあります。このアナフィラキシーは緊急事態の1つでアドレナリンの注射による迅速な治療を行わなければなりません。

重要なことは、どんな場合にも、アレルギー反応の引き金となったものの特定を試みることと、原因となる特定のアレルゲンとの接触を避けたり最小限にとどめるためにできるだけの対策を講じることです。原因物質は簡単に特定できることも多く、例えば、喘息の人の多くは極少量のハウスダストや動物のフケの両方またはそのいずれ

かにアレルギーがあり、花粉症の人は様々な花粉に反応します。喘息の人は定期的な薬物療法を受けて発作の予防と発作時の対処を行う必要がありますし、他のアレルギーでも多くの場合症状を抑えるために薬物療法を必要とします。

症状の軽減

正統的治療、補完的治療を問わず、アレルギーを治すことができると言える治療者はいませんが、施術によってアレルギー反応の緩和を助け、それによって症状を最小限に抑えることはできます。リフレクソロジストは症状が現れている身体部分に対応する反射区へ施術することでこれらを試みています。アレルギーの種類によって、直接的な反射区としては、鼻や副鼻腔、肺、皮膚、および消化器系の反射区があります。副腎や脾臓の反射区への施術はアレルギー反応の程度を抑える助けをする場合があり、また、太陽神経叢の反射区への施術はリラクセーションの促進に役立つ場合があり、これらは喘息患者に特に有用であるかもしれません。

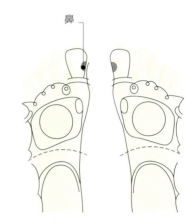

足の甲

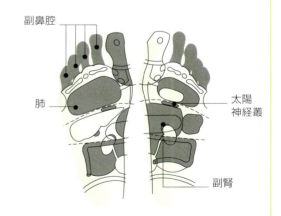

足の裏

施術の方法

アレルギーの種類によって症状が現れる身体部分は多岐にわたるため、主要な施術部位もそれによって異なります。例えば喘息の場合には、施術の中心となる最も重要な反射区は肺になります。他に重要な反射区は、鼻や目、副鼻腔、喉、耳管です。あらゆるアレルギー症状の場合に、症状を和らげリラクセーションを促進するために副腎と太陽神経叢の反射区への施術を行います。

肺

肺の反射区は、足では、足の裏の第2指から第5指の下部分にかけて、親指の付け根のふくらみ部分をほぼすべて横切るように位置しています。手では、肺の反射区は手のひらの親指以外の指の付け根のすぐ下に位置しています。

副鼻腔

副鼻腔の反射区は、足の指と手の指の裏側と両側にあります。鼻汁の分泌やうっ血の両方またはいずれかが過剰になる花粉症や通年性の鼻炎のある人には、副鼻腔の反射区を十分に施術することが重要です。

副腎

副腎の反射区は足の裏と手のひらの腰のラインのすぐ上の内側寄りにある小さな部分です。この反射区を施術するとアレルギー反応が原因で起こる頭痛などの痛みの軽減に役立ちます。

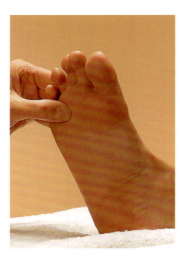
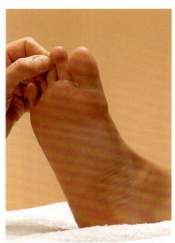
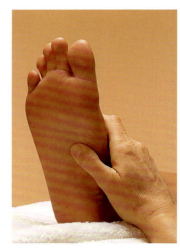

症状や部位別のリフレクソロジー　施術の方法

太陽神経叢

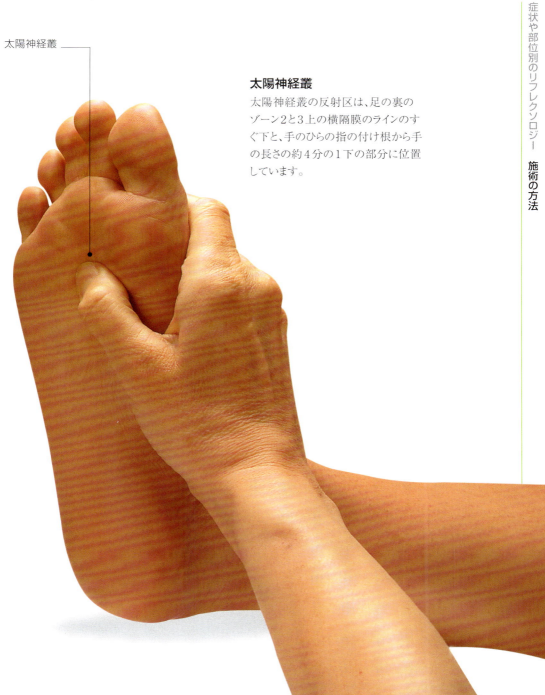

太陽神経叢

太陽神経叢の反射区は、足の裏のゾーン2と3上の横隔膜のラインのすぐ下と、手のひらの指の付け根から手の長さの約4分の1下の部分に位置しています。

施術後のフォローアップ

記録すること
リフレクソロジストは
依頼者の施術記録をつけます。

一連の施術を始める前に、リフレクソロジストは必要な施術回数について検討します。1回の施術には通常1時間かかり、たいていの場合、施術が本当に効いているかどうかを評価できるようになるには最低3回の施術が必要になります。施術期間は様々ですが、平均的な場合で週1回の施術をだいたい3回から6回行います。その時点でなんら改善が見られない場合は、それ以上施術を続けてもほとんど意味がありません。

施術後の反応

施術への反応の程度と種類は人によって実に様々です。多くの人は施術直後の反応を1日か2日以内に経験します。その内容は、例えば、排尿や排便の回数の増加や軽い嘔気や一時的な頭痛、皮疹が生じるといったものです。これらはすべて身体が治療に対して積極的に反応して自然治癒を始めようとしていることの現われなのです。補完療法の施術者たちは、この現象を「ヒーリングクライシス」と呼び、施術によって刺激された「毒素」が取り除かれていることを示すと考えています。

効果が現れるまでの時間

ある状態や症状に対して施術を行った場合、大きな改善が現れるまでには少し時間がかかる可能性が高いのですが、これは最初にあったエネルギーバランスの乱れが徐々に自然に是正されていくためです。しかし、時には施術が症状に対して特に顕著な効果を及ぼしていないにもかかわらず、施術を受けた人は全身の健康が改善したように感じ、以前よりも楽に症状に耐えることができるようになることもあります。

記録管理

　リフレクソロジストは必ず依頼者毎に詳細な記録を行い、それには、最初の問題や症状、およびその他の関連情報をまとめ、毎回の施術内容やそれに対する依頼者の反応、施術の結果を正確に書き留めます。一連の施術が終了したら、施術による効果を長期間維持できるように施術頻度を少なくしたメンテナンスプログラムを勧める場合があります。

　リフレクソロジーの効果があったと感じている人の多くは、健康増進の維持と日常のストレスへの対処を助けるためにだいたい4週間から6週間おきに定期的な施術を続けています。施術を続けることは、後に最初の問題が再発したり、新たな問題が生じた場合にも役立ちます。

年齢や状態別の
リフレクソロジー

　あらゆる年齢層の人がリフレクソロジーの恩恵を受けることができますが、年齢層によって施術の際のアプローチは異なる場合があります。妊婦への施術には特別な注意と十分な経験が必要で、妊婦は専門家の指導なしに自分で施術すべきではありません。　乳児や小児はたいていの場合リフレクソロジーによく反応するのですが、施術時間中ずっと辛抱強く座っていることを彼らに期待することは非現実的ですから、1回の施術は通常より短めにすることが多くなります。　高齢者はリフレクソロジーの中の身体的な接触の要素を好むことが多いものですが、この身体的な接触により、程度を問わず様々な身体の不調の軽減を助けることができます。　全反射区を網羅した反射区マップは30-37ページを参照してください。

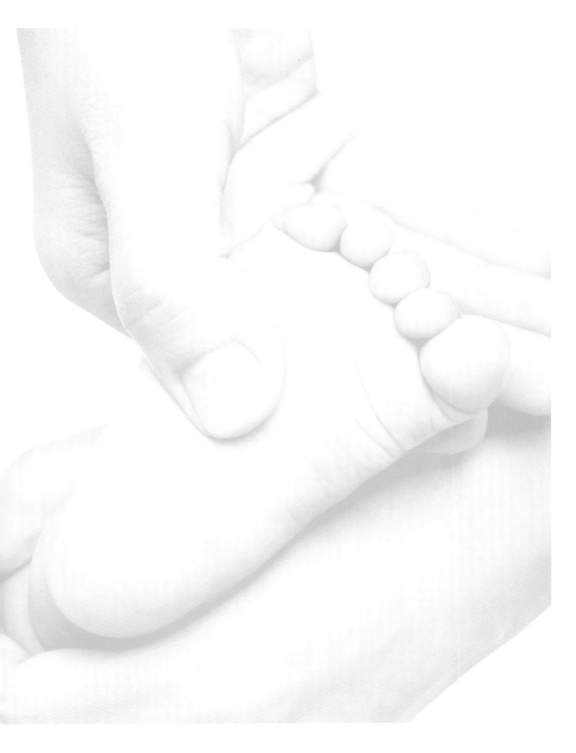

乳児と幼児

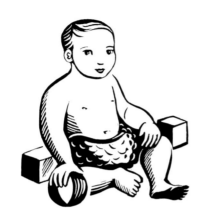

小さいうちから始めることができます
大人と同じように子供もリフレクソロジーの
恩恵を得ることができます。

原則として、乳児や小さな子供へのリフレクソロジーも大人に行う場合と同じなのですが、実際には、大人と子供では施術法にいくつか違いがあることが多いのです。症状や食生活などについての話し合いの大半は施術者と子供を施術に連れてきた親または他の大人の間で行われることは明らかですが、年長の子供では特に内気でない限り自分の意見を言いたい場合もあるかもしれません。このような形で子供が自分の施術に関わることを促してください。

施術時の座り方

乳児や小さい子供は、施術中に母親の膝に座っている方がよりリラックスできる可能性が高いでしょう。その場合、施術者はやや片側に寄った状態で座って施術します。

重要なことは、施術中に3者全員が快適であるように状況を整えるということです。年長の子供は、リクライニングチェアに座って施術に適当な位置に快適に足を挙げることができるだけの身長があればリクライニングチェアの利用も可能です。

施術の方法

リフレクソロジストは、小児が楽に耐えられる部分によって、手と足のいずれかまたは両方の施術を選ぶことができます。

どちらの場合にも、乳児や小さな小児の足や手の反射区は非常に小さいため、大人の場合よりもさらに精密に施術を行わなければなりません。しかし、大きさの違いはあるものの、施術のやり方は大人の場合とほとんど同じです。

施術を終えるタイミング

たいていの場合、小児は施術を楽しく感じ、乳児やよちよち歩きの幼児は施術を何かのゲームの１種だと受け止めることさえありますが、苦痛を感じたり落ち着きがなくなったなら一時的に施術を止めた方がよいでしょう。しばらく待てば施術を再開できるようになるかもしれませんが、施術に協力的でない場合には無理に続けても意味はありません。

結果

小児は大人に比べてリフレクソロジーに速く反応することが多いのですが、これはおそらく身体に生まれながらに備わった自然治癒力がまだ失われていないためだと思われます。小児の場合は、エネルギーの流れの閉塞の解消も正常なエネルギーバランスの回復も大人よりも簡単なのです。リフレクソロジーは、実際には病気は重くないものの、苦痛の大きい厄介な症状、例えば、乳歯が生える時の痛みや疝痛、乗り物酔いといった問題のある小児に特に効果的です。また、不安などの情緒的な問題や、喘息やその他のアレルギーなどの慢性的な症状への対処にも有用です。

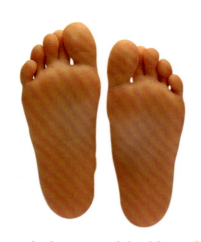

小児への施術
乳児やよちよち歩きの幼児への施術は大人の約半分の30分程度にすべきですが、これは小児の反射区は大人に比べて非常に小さいためです。

適切な施術法
年少の小児にリフレクソロジーを施術する場合、施術者と小児の親が互いに協力する必要があります。適切に施術するのに十分であり、かつ小児が苦痛を感じるほど長すぎない間、小児を快適な状態に保ち、できるだけ動かないようにさせるのに最適な方法を見つけることが重要となります。

小児期に起こる病気
学齢期の小児は、遊んでいる間によく打撲傷を負ったり、感冒（風邪）や扁桃炎、さらに中耳炎（中耳が粘液で閉塞する）などの軽いウイルス性感染症にかかりやすいものです。

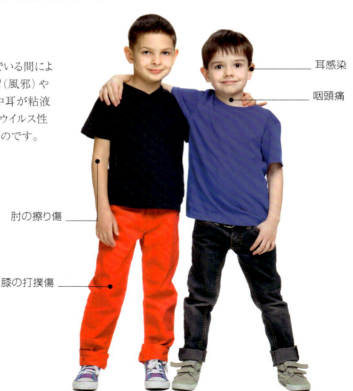

耳感染

咽頭痛

肘の擦り傷

膝の打撲傷

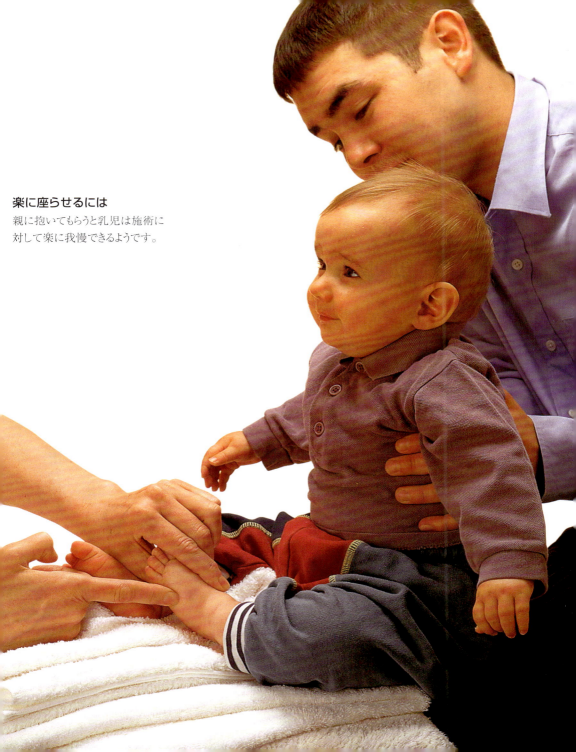

楽に座らせるには
親に抱いてもらうと乳児は施術に対して楽に我慢できるようです。

乳児の問題

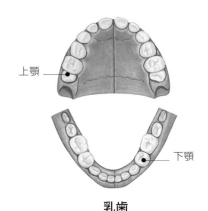

乳歯
乳歯は6ヶ月頃から生え始めます。

自分の子供を快適で満足した状態にするために考えつく限りのことをしたにも関わらず、それでもなお明らかな痛みで泣いているのを見るのは親にとって非常に辛いものです。

疝痛
せんつう

生後3ヶ月までの乳児にとって、激しい苦痛の原因として最も頻度の高いものの1つが疝痛です。乳児は激しい痛みがある様子で膝を胸につけるような姿勢で泣き叫び、多くの場合顔が赤くなります。このような発作は毎日決まった時間に起こることが多いのですが、たいていの場合は早朝に起こり、数時間続くこともあります。問題の原因については誰にも確かなことはわかっていないのですが、おそらく新生児の神経系が未成熟であることに何か関係があると考えられており、大半の乳児は生後約3ヶ月を過ぎると発作を起すことはなくなります。腸の反射区への施術を含めた一連の施術を行うことでリフレクソロジストはこれらの症状を緩和することができるかもしれません。

乳歯の発生

痛みや食欲不振、睡眠不足など多くの厄介な問題を引き起こします。リフレクソロジーは苦しむ乳児をなだめ、痛みを和らげるのを助けることができます。

湿疹

発赤や痒み、落屑（訳注：皮膚の角質層がはがれ落ちること）を起こすこの痛々しい状態は乳児にはよく起こるもので、特に皮膚が乾燥した部分や皮膚病のある部分によく見られます。保湿クリームや保湿性の高い石鹸代用品で症状を和らげることもできますが、リフレクソロジーも症状の緩和に効果があります。

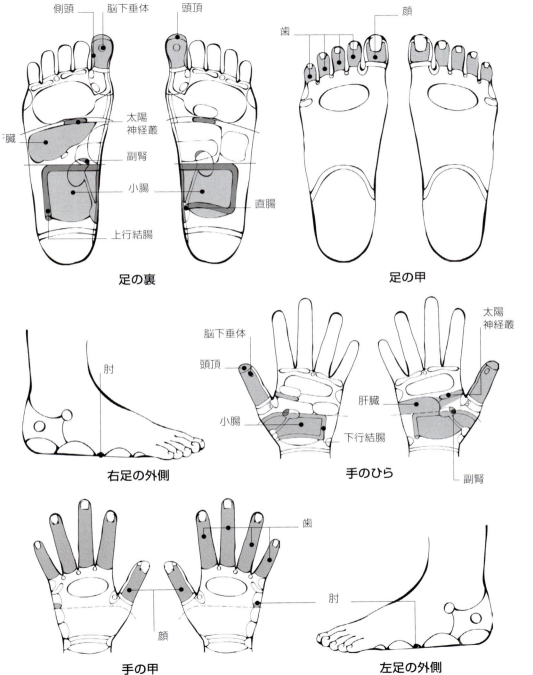

乳児のための特別な施術

疝痛を起こした乳児には、大腸の反射区（足の裏にあり、大腸の部位によっていくつかの反射区にわかれている）を施術します。乳歯が生え始めた乳児には、足の親指以外の指の甲側にある歯と歯肉の反射区を重点的に施術します。湿疹には、それが発生した身体部分に対応する反射区（あわせて、炎症やアレルギー、ストレスの軽減には副腎の反射区）を施術します。

疝痛―結腸

上行結腸の反射区は右足のゾーン4と5の上にあり、踵の裏の肉厚の部分のすぐ上から腰のラインにかけて位置しています。横行結腸の反射区は両足の腰のラインを横切るように位置しています。左足ではこの反射区は直角に曲がり、下行結腸の反射区が踵の裏の肉付き部分のすぐ上の部分に向かって下方向に延びています。この下行結腸の反射区の終点からS字結腸の反射区はすべてのゾーンを横切るように延び、足の内側の端にある直腸の反射区まで続いています。

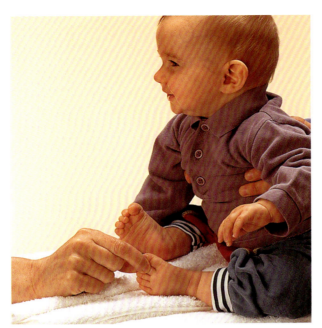

乳歯が生える際の痛み―歯

歯と歯肉の反射区は足の親指以外の指の甲側の爪のすぐ下にあり、前歯はゾーン1と2に対応し、ゾーン4に対応する奥歯まで順番に対応しています。（大人の場合、智歯の反射区はゾーン5にあたります。）

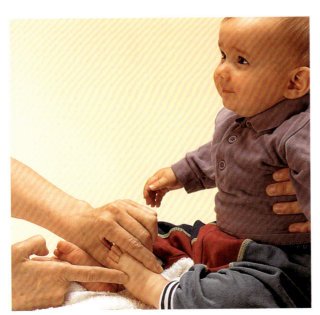

湿疹―顔、肘、膝

湿疹に対する施術は、顔や肘、膝など、かさぶたや痒みが一番ひどくなりやすい部分に集中して行います。顔の反射区は足の親指の甲側の爪の下にあり、肘と膝の反射区は足の外側の端の踵のすぐ下にあります。

年長小児の問題

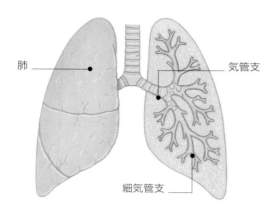

病気に冒されやすい肺
現在、喘息などの
アレルギー性疾患が増加してます。

心　理学的および情緒的な問題は身体症状として現れることが多く、それらには、消化器症状や睡眠障害、感冒（風邪）やその他の感染症にかかりやすいといったことがあります。リフレクソロジーは年長の子供の症状への対処に大変適しており、特にストレスや不安が健康に影響している場合に効果的です。

喘息

　喘息の子供は医師の監督の下で通常の薬物療法を受ける必要がありますが、リフレクソロジーによって肺や気管支などの直接的な反射区を施術すると気道の狭窄の緩和を助ける可能性があります。また、関連する反射区としては、リラクセーションには太陽神経叢や横隔膜の反射区、ストレスとアレルギー反応の軽減には副腎の反射区、肺や気管支への神経の供給を改善するには頚椎や胸椎の反射区があります。

不安やストレス

　太陽神経叢と副腎の反射区に重点を置きながら全身に対する施術を行うと、不安やストレスに苦しむ思春期の子供に効果があります。脳下垂体の反射区への施術はホルモンバランスが良好になるように促し、思春期に起こるホルモンレベルの急上昇から生じる症状を和らげるのに効果があります。

乗り物酔い

　耳の反射区を施術すると症状を和らげることができますが、これはバランスを維持し身体の動きや外界との位置関係を認識する上で内耳が重要な働きをしていることによります。

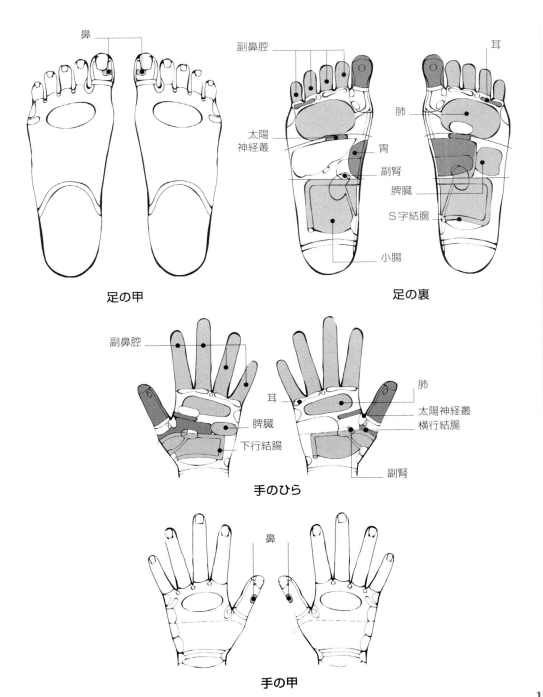

年長の小児

年長の小児のための特別な施術の手順があります。喘息の場合に主に施術するのは肺と気管支の反射区です。喘息の場合、他のアレルギー性疾患同様に、副腎の反射区を施術すると異常な免疫反応を抑えるのに役立つ場合があります。一連のリフレクソロジー施術によって不安の軽減とリラクセーションの促進ができる可能性がありますが、特に太陽神経叢の反射区への施術が効果的です。乗り物酔いの症状を和らげるには耳の反射区を施術します。

喘息―肺
肺の反射区は、足では足の親指の付け根の膨らみ部分の第2指から第5指までの下側にあり、手では手のひらの親指以外の指の下の方にあります。

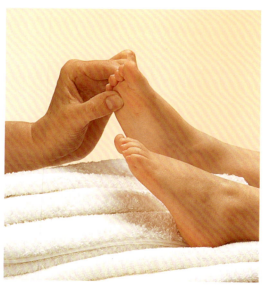

乗り物酔い―耳
耳の反射区は、足では足の裏の第4指と第5指がつながった部分のすぐ下にあり、手では手のひらの第4指と第5指がつながった部分のすぐ下にあります。

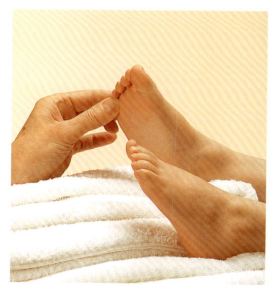

不安―太陽神経叢

太陽神経叢の反射区は、足では足の裏の横隔膜のラインのすぐ下のゾーン2と3の上にあり、手では手のひらの同様の位置にあります。

アレルギー―副腎

副腎の反射区は小さいもので、足の裏と手のひらの腰のラインのすぐ上の足と手それぞれの内側寄りにあります。

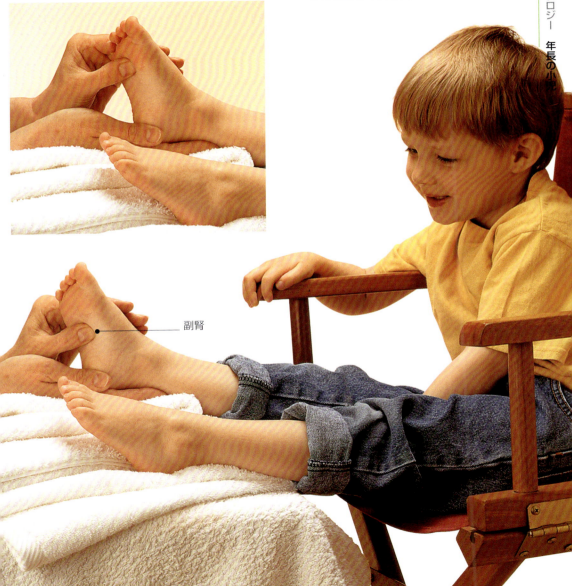

副腎

妊婦

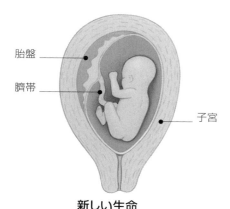

胎盤
臍帯
子宮

新しい生命
妊娠中に身体は非常に
大きな変化を経験します。

リフレクソロジーは妊娠中に起こる多くの苦しい身体の不調を軽減するのに大変効果的な場合がありますが、必ず熟練したリフレクソロジストから施術を受けることが必要です。一般に自己治療は勧められません。

禁忌

一般に、リフレクソロジストは妊娠3ヶ月以内には施術を避け、特に初めての妊娠の場合や流産の経験がある場合には施術しません。なお、妊娠前に定期的にリフレクソロジー施術を受けていた女性については、必ずしもこれらの制限はあてはまりません。

悪阻（つわり）

嘔気や気持ちの悪さは、妊娠3ヶ月の終わりに近づくにつれて解消するのが普通ですが、非常に身体を消耗させるものです。熟練したリフレクソロジストが施術可能と判断した場合には、胃の反射区を施術するとこれらの症状の軽減に効果が得られる可能性があります。また、妊娠3ヶ月を過ぎても嘔気が続くという一部の人々の助けになる可能性があります。

情緒的問題

リフレクソロジーの利点は身体症状だけではありません。多くの女性が強い疲労やストレスにさらされていると感じており、このことは気分の変動の原因となる可能性があります。この気分変動は一部にはホルモンが関係しているのですが、妊娠そのものに対する疑問や心配を反映している可能性もあります。定期的にリフレクソロジーの施術を行うことで、施術自体のメリットが得られるだけでなく、妊娠を受け入れる適応のプロセスにとっても役立ち、少しの間「小休止」して、情緒的、心理的、肉体的に起こっていることに折り合いをつけようとするための機会を女性に与えることができるのです。

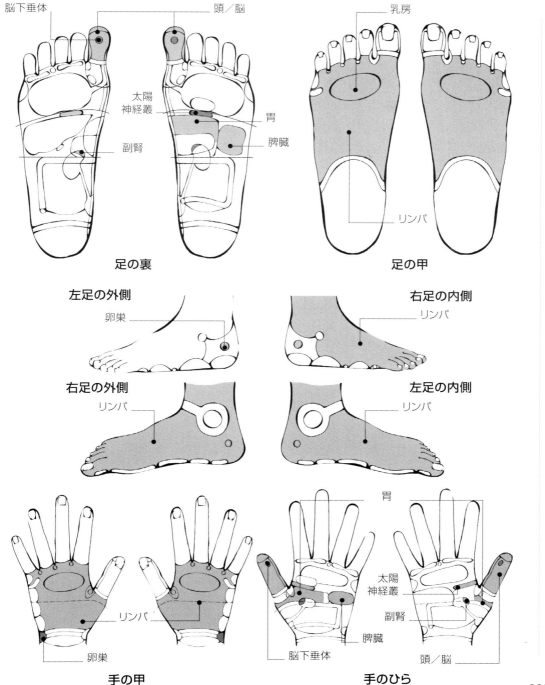

妊娠初期

妊娠3ヶ月の間はどんな治療も薬物療法も一般には薦められませんが、これはこの時期が胎児の成長にとって極めて重要でデリケートな時期であるためです。しかし、熟練したリフレクソロジストが施術を行っても安全であると判断した場合には、嘔気や疲労感、情緒的な問題に対する反射区への施術を行うことがあります。これまで一度もリフレクソロジー施術を受けたことがない場合には、施術を受けようとする前に医師に相談してください。

嘔気―胃

嘔気は胃の反射区へ施術することで対処できます。この反射区は主に足の裏のゾーン1から3上の腰と横隔膜のラインの間に位置しています。また、両方の手のひらのこれらに対応する位置にも反射区があります。

疲労感―脾臓

疲労感は女性の身体への負荷が増えることで頻繁に起こる問題です。施術は脾臓の反射区を中心に行います。この反射区は左足の足の裏と左手の手のひらの、それぞれゾーン4と5の上の腰と横隔膜のラインの間に位置しています。

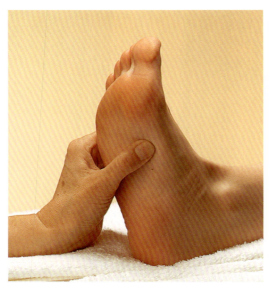
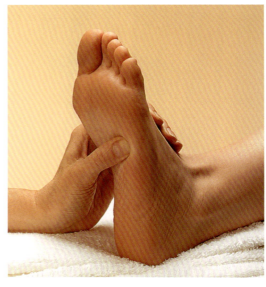

情緒的な問題—頭／脳

これらの反射区は足と手の親指の
甲側や両側、および裏側にあります。

頭／脳

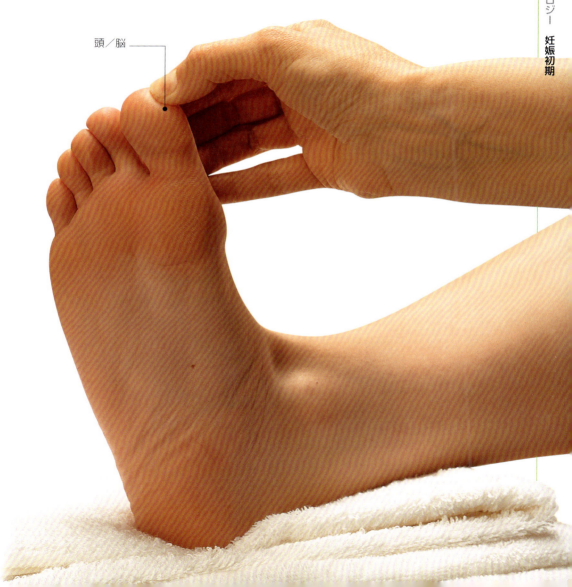

年齢や状態別のリフレクソロジー　妊娠初期

妊娠後期のための特別な施術

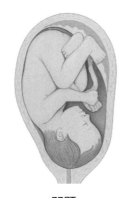

問題
子宮の大きさや重さが増すことが
問題の引き金となる場合があります。

下背部の痛みはよく起こりますが、これは胎児の体重とバランスをとろうとして女性が無意識に姿勢を調整しているためです。このストレスは妊娠中に分泌させるホルモンの影響によって悪化します。このホルモンは骨盤を広げて胎児を産道へ移動させるために仙腸関節をしっかり固定している靭帯を緩める働きをしています。

大きくなる子宮とホルモンの働きによる変化の結果として、下腿や肛門の周囲に静脈瘤（肛門に生じた場合は痔核）が生じることがあります。腸の内容物の通過速度が遅くなって便秘を起すこともあります。

安楽な姿勢を探すことがほとんど不可能となる妊娠後期には睡眠不足がよく問題となります。目前に迫った出産に対する心配や不安によってさらに眠るのが難しくなる場合があります。

施術

リフレクソロジーは、特定の症状に対する手当をすることだけでなく、リラクセーションを促し身体の自然なエネルギーバランスを回復させることによる効果が得られます。全身に作用する施術に加えて、それぞれの症状に直接的に関連した反射区への施術にも特別の注意を払いますが、その反射区としては、背部痛には下部脊椎の反射区、便秘には腸の反射区、痔核には直腸と肛門の反射区、水分貯溜によってむくんだ足首には腎臓の反射区、不眠症には脳の反射区があります。

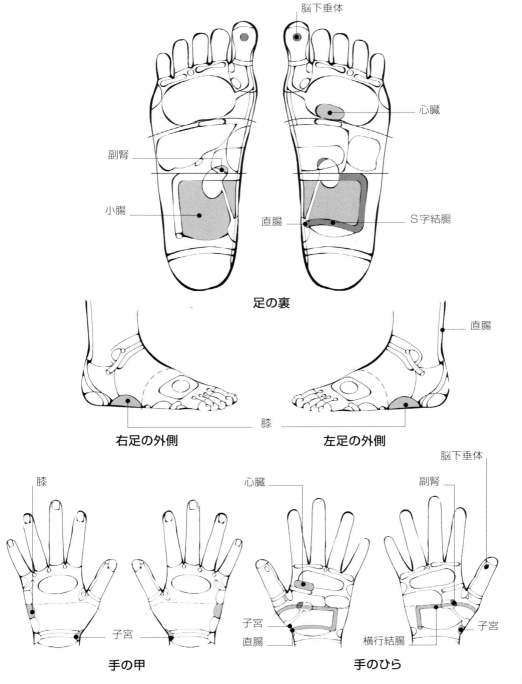

年齢や状態別のリフレクソロジー　妊娠後期のための特別な施術

妊娠後期

腰椎と仙骨の反射区に施術すると、悪い姿勢と妊娠によるホルモンの影響から起こる関節の緩みが引き起こす背部痛に効果があります。また、静脈瘤の不快感を和らげ、静脈瘤の悪化を防ぐ可能性もあります。一連のリフレクソロジー施術による全身のバランス調整効果は睡眠の問題を和らげる可能性があり、リフレクソロジストは全身のホルモンの産生を制御している脳下垂体の反射区への施術を特に注意して行います。

背部痛—脊椎

腰椎と仙骨の反射区は、足では足の内側の端にあり、腰のラインから始まり踵のすぐ前にある尾骨の反射区へ延びています。手では、下部脊椎の反射区は親指の付け根の端部分から手首の手前へ延びています。

痔核—直腸

施術すべき2つのゾーンは直腸と肛門の反射区で、これらは足首の後側の踵の上へ延びる細い線状の反射区と足の裏の内側のゾーン1上の踵の裏の肉部分のすぐ上にある部分からなります。手では、親指の下側の手首のすぐ上に位置しています。

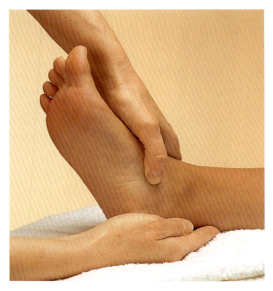

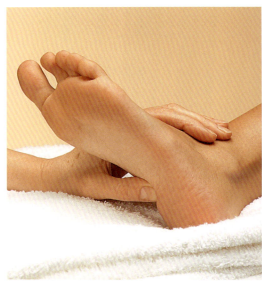

静脈瘤―膝
（下腿の静脈瘤の場合）

この反射区は足の外側の端の踵の
すぐ前に半円を描くように位置して
います。心臓の反射区を含め他の
反射区にも施術が必要です。

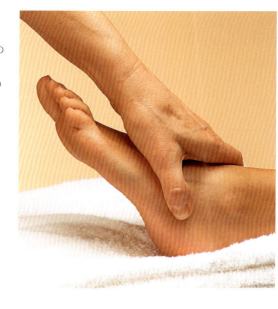

年齢や状態別のリフレクソロジー　妊娠後期

脳下垂体

睡眠障害―脳下垂

この反射区は足と手の親指
の裏側にある肉厚の部分の
中央にあります。

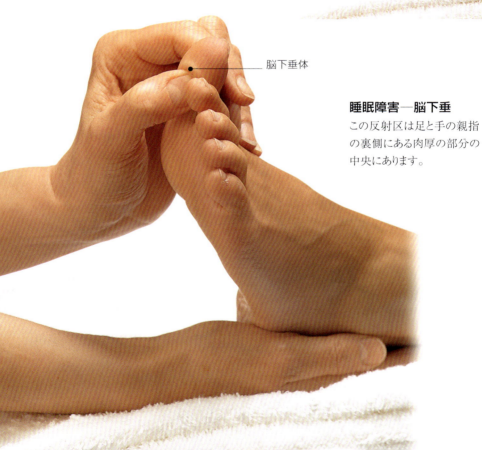

高齢者

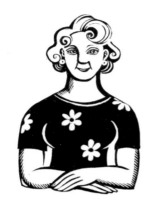

孤独感に打ち克つ
高齢の依頼者には施術者の
カウンセリングのスキルが重要となる場合があります。

年齢を重ねるということは必ずしも健康が失われていくことを意味するものではなく、多くの人々は、以前ほどのエネルギーや柔軟性はないにしても、高齢になってもとても元気に過ごしています。とは言え、筋肉や皮膚の調子がある程度失われることは避けられないもので、変形性関節炎や心血管疾患、聴力や視力の低下といった状態はますます増えてきます。残念ながら、孤独や社会的孤立が高齢者の健康状態悪化の問題を複雑にさせているという面もあります。また、栄養的に問題のある食生活に簡単に陥りやすいという面もありますが、これはおそらく、1人でいるときちんとした食事を準備したり料理したりすることに意義をあまり見出せないためでしょう。多くの高齢者は若い頃に比べてよく眠れなくなったと訴えますが、この原因の一部にはライフスタイルが以前ほど活動的でなくなったことが関係しているかもしれません。

社会との接触

親身になって共感的な姿勢で接してくれるプロのリフレクソロジストによる定期的な施術は、高齢者が大いに必要としている社会的接触の機会を提供することができます。リフレクソロジストの中にはカウンセリングのスキルを身につける人もいますが、これは、1人で過ごすことの多い人は感情的な問題を打ち明ける機会を持つことが重要ですが、自分の感情について話すことに慣れていない場合には働きかけが必要であるからです。また、身体的接触を楽しめるだけ十分にリラックスできるようになるには時間がかかる場合もありますが、慣れてくればたいていの人が身体的接触のメリットを理解するようになります。必要に応じて施術者は、例えば、かかりつけ医または足専門医や眼鏡技師など他の分野の専門家の助けを求めるよう促す場合があります。

施術法

　様々な要因が組み合わさってエネルギーの閉塞やバランスの乱れが生じていることが考えられますが、リフレクソロジーの一連の施術を通してこのバランスの回復を図ることで受け手の全身の健康感を改善させることができます。不自然な圧痛を感じる反射区がある場合、これはエネルギーのバランスの乱れや閉塞が原因で身体のある部分が正常に機能していないことを意味します。一連の施術によって、特定の症状に対処するだけでなく、身体の様々な器官系の機能の強化を助け、エネルギーレベルや病気への抵抗力を高めることができるのです。

関節炎

関節炎に対するリフレクソロジーやその他の治療法についてのより詳細な情報は172-175ページを参照してください。

年齢や状態別のリフレクソロジー　高齢者

実践的なヒント

高齢者に対して一連の施術を始める前に、時間をかけて相手が施術用の椅子で快適な状態にありリラックスできていることを確かめます。また、乾燥したり傷つきやすくなっている可能性のある皮膚のケア方法や足のケア方法についてアドバイスすることもあります。足の皮膚が固くなっていたり、高齢者が自分で足の爪を切ることが難しいような場合には、足専門医の治療が必要となる場合があります。

関節炎―股関節部

関節、特に股関節部と膝に起こるある程度の関節炎は、ほとんど誰にでもみられるものですが、特別な治療を必要とする場合もあります（173ページ参照）。股関節部の反射区は足の外側の踵のすぐ手前に位置しています。

関節炎―手

手の関節に腫れや痛みの両方またはいずれかがある場合、足の先端部分など足にあるゾーンに関連した反射区を代わりに施術することができます。

心理学的問題―頭／脳

情緒や心理学的な問題は頭の反射区の施術で和らぐ可能性があります。この反射区は足の親指の甲側の爪の上側と足の親指の内側に沿って位置しています。

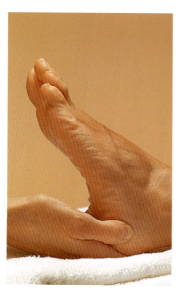
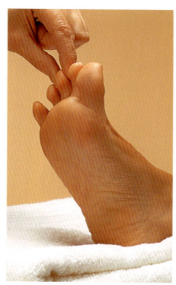
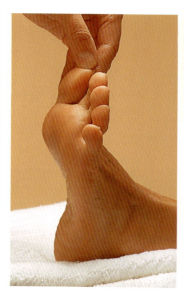

膀胱の制御―膀胱

膀胱の制御の問題は臨機応変に対処しなければならないものですが、膀胱の反射区を施術すると症状の緩和に役立つ可能性があります。

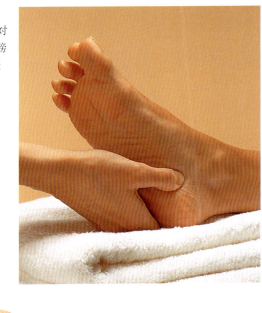

足の爪を切る

高齢者が自分で足の爪を切ることができず足専門医の受診が難しい場合は、リフレクソロジストが行う場合があります。

まっすぐ切り揃えましょう

年齢や状態別のリフレクソロジー　実践的なヒント

高齢者に対する特別な施術

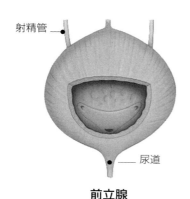

前立腺
この腺の中で乳白色の
前立腺液と精液が混ざりあいます。

前立腺は膀胱と陰茎の根元の間にある小さな腺で、たいていの場合だいたい60歳を過ぎた高齢の男性に頻繁に問題を引き起こします。前立腺が肥大して尿道を圧迫し、時には膀胱まで圧迫することによって排尿障害を引き起こすだけでなく、がん化する場合もあります。全身の調和とエネルギーバランスの回復を促し、健康感を増進するための施術の一環として、施術者は前立腺の反射区にも特に注意を払います。

脳卒中の後遺症

血栓または動脈の破裂が原因で脳の一部への血液供給が中断された場合、その結果は損傷の程度と場所によって異なってきます。起こる可能性のある問題としては、麻痺や視力障害、意思疎通の障害や心理的な障害があります。頭や脳に対応する反射区である足や手の親指のまわりを施術します。

聴力と視力

聴力や視力の問題には耳や目の反射区への重点的な施術が必要です。単に年齢を重ねたことによる聴覚の低下には治療法がありませんが、リフレクソロジーは自然な老化を遅らせ、カタルのように聴力に影響する可能性のある問題の改善を助ける可能性があります。エネルギーの健全な流れを促進し維持することによって、リフレクソロジーは視力をできるだけ鋭敏に保つ助けをし、悪化を防ぐ可能性があります。

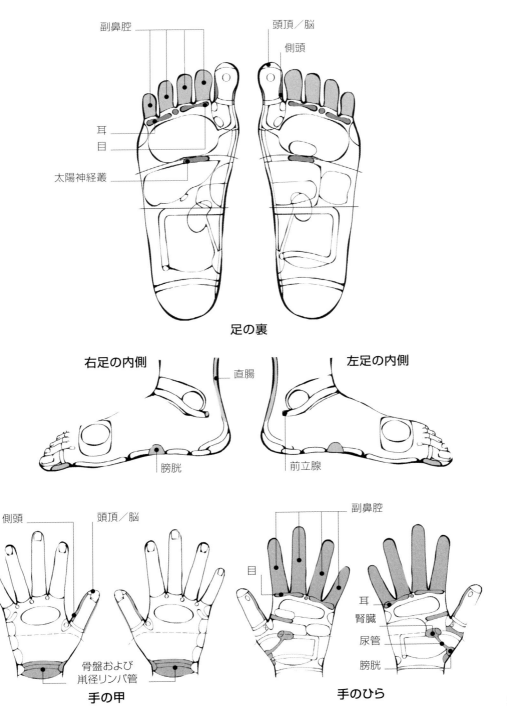

施術法

一連のリフレクソロジー施術によって聴力や視力の自然な衰えを遅らせ、カタルなどの問題への対処を助けることができます。前立腺の問題を最小限に抑えるために適切な反射区を施術したり、脳卒中の人へのリフレクソロジーでは、自然なエネルギーバランスを回復し、脳のある部分に起きた損傷の影響を受けていない機能を最大限に利用できるようにすることを目的とします。

耳

耳の反射区は足の裏の第4指と第5指がつながった部分のすぐ下と、手のひらの片側、第4指と第5指がつながった部分のすぐ下にあります。

目

目の反射区は足の裏の第2指と第3指がつながった部分のすぐ下にあります。この反射区を施術すると視力をできるだけ鋭敏に維持するのを助けます。

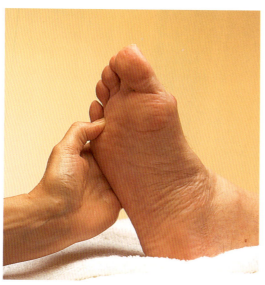

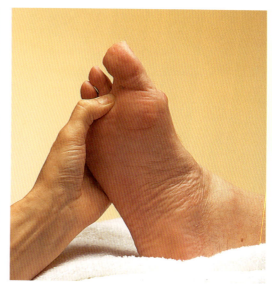

前立腺

前立腺の反射区は足の内側の距骨と踵の中間に位置しています。

側頭／脳

脳卒中―頭／脳

頭頂部と側頭部の反射区を施術します。これらの反射区は足の親指のそれぞれ先端部と内側の端にあります。

年齢や状態別のリフレクソロジー　施術法

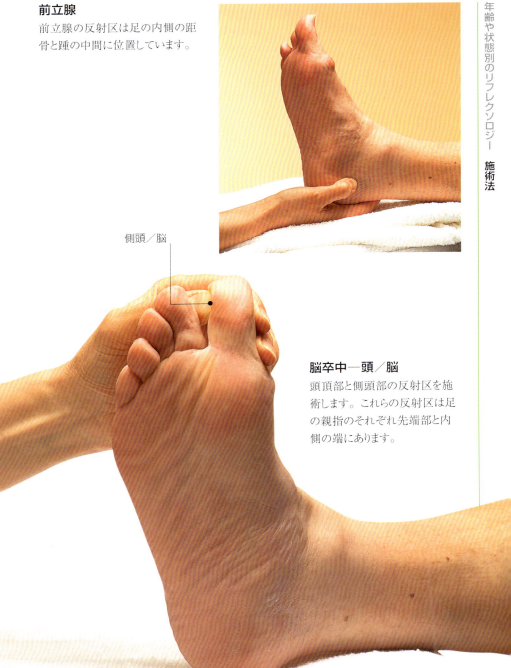

用語解説

鍼療法

中国古来の療法の1つで身体の特定の部位に鍼を刺してエネルギーバランスの回復を図ります。鍼療法とリフレクソロジーではエネルギーが流れるラインについての考え方は異なるものの、リフレクソロジストの中には鍼療法はリフレクソロジーに類似したしくみで作用していると考える人もいます。

締めくくり

施術の受け手がリラックスした状態で施術を終えられるようにするために行う、一連の施術の最終段階です。

補完療法

薬物や外科的処置を用いない自然な治療法で、正統的な治療法の代替としてではなく、「補完（不十分な点を補うこと）」を目的とした療法です。施術者は具体的な症状や状態に集中するよりもホリスティック（全体観的）なアプローチをとります。

クリスタル

足や手の皮膚の下にある小さく「ざらざらした」部分で、触ると痛い場合もあります。敏感なリフレクソロジストは、相手の足の施術中にクリスタルの存在を察知し、クリスタルが溜まっている部分に関連した身体部分に問題が起きている可能性を考えます。

横隔膜のライン

足の親指の付け根のふくらみ部分を横切る「想像上の」ラインと腰のラインの間。これは足や手の骨格の構造とは無関係で、足や手の反射区の位置をより正確に特定するための補助として施術者が利用するものです。

エネルギー

エネルギーは縦方向のゾーンに沿って身体を流れていますが、手や足にある関連した反射区をマッサージすることによってエネルギーバランスを回復したり、エネルギーの流れの閉塞を解消することができます。

エネルギーの閉塞

身体の一部にエネルギーの流れの閉塞があると、同じ縦方向のエネルギーゾーンに位置する他の身体構造に影響が及ぶため、閉塞を解消するためにはそのゾーン内にある足または手の反射区への施術が必要となります。

エネルギーバランスの乱れ

身体の一部が正常に機能していないと、エネルギーが縦方向のゾーンを適切に流れることができなくなり、このバランスの乱れの悪影響を感じるようになる恐れがあります。この悪影響は身体的または心理的症状として現れることも、単に全身の不健康感として現れることもあります。

治癒

補完療法の施術者は身体には自然治癒力が備わっていると考えており、彼らの施術の目的はこの自然治癒力を促進し、それによって健康を回復させることにあります。補完療法では症状の軽減よりも根本原因に対処することの方が重要です。

用語解説

ホリスティック

ホリスティック（全体観的）なアプローチはあらゆる補完療法の基盤となるもので、その言葉通り、疾患や症状へ集中して対処するのではなく、その人全体を手当することを意味するものです。そのため、施術者は、具体的な健康上の問題だけでなく、情緒面の心配や不安を含む患者の生活の様々な側面に注目しますが、これは健康上の問題だけを取り上げて対処することができないためです。

キルリアン写真

ソビエト社会主義共和国連邦（USSR）で開発された特殊な写真技術で、高圧の電気を用いて手や足のエネルギーレベルを「写真」上に目に見えるようにしたものです。

ニーディング
（捏ねるような動作）

足や手の上から下まで両手を交互に動かしながら圧迫し、リラクセーションを助ける方法です。

縦方向のゾーン

10本のエネルギーの「通路」は5本ずつ身体の両側を通っており、爪先から頭の天辺まで延びています。生命エネルギーはこれらのゾーンを流れており、リフレクソロジーでは手や足にある各ゾーン上のポイントを利用して施術を行います。

経絡

鍼療法の施術者が用いる14本のエネルギーの通路で身体の内部と外部を結びつける働きをしています。

過剰な施術

身体の特定部分が正常に機能していないことを示す症状がある場合、リフレクソロジストは関連する反射区への施術を特に時間をかけて行います。しかし、過剰な施術は好ましくない副作用を生じる場合があることから、十分な施術と過剰な施術の間で適切なバランスを見つけ出すことが必要です。

骨盤のライン

リフレクソロジストが施術の際に用いる想像上のラインで、踵の足根骨の上を距骨の右から左へ水平に横切るように延びているものです。

脳下垂体

脳の底部にある重要な腺で体内のホルモンの相互作用を制御する上で主要な働きをしています。

リクライニングチェア

ほとんどのリフレクソロジストは施術室に特別な椅子を置いています。この椅子は施術を受ける人が施術中に楽にリラックスでき、両足を軽く上に挙げさせることで施術者は疲れることなく施術することができるようになっています。

反射区

手と足の反射区のマップは30-37ページに掲載されています。手や足にあるそれぞれの反射区は身体の各部分を反映したものです。

自己施術

　簡単ではありませんが反射区によっては自分の手や足を施術することが可能です。頭痛などの軽い不調を和らげるのに最も適していますが、プロの施術者のフルトリートメントと同等の効果を得ることはできません。

肩のライン

　足の先にある足の趾節骨（足の指の骨）と中足骨がつながった部分を横に伸びる想像上のラインです。

太陽神経叢の呼吸

　施術の「締めくくり」部分で行うことの1つです。施術を受けている人のリラクセーションを助け、心の落ち着きを促進する効果があります。

横方向のゾーン

　主に足にある反射区の位置を特定する際に補助として使うゾーンで、いくつかの異なるポイントを経由して足を水平に横切る一連のラインとして表されます。

ヒーリングクライシス

　リフレクソロジーの施術後に施術を受けた人が経験する可能性のある副作用を示す言葉としてよく用いられます。この状態は施術が初期の効果をもたらしていることを示している可能性があるものの、場合によっては過剰な施術を示す徴候の可能性もあることから、そのような場合には施術者に報告すべきです。

腰のライン

　中足骨が踵骨の前にある足根骨の内の最初の骨に接する部分で足を水平方向に分割するライン。

フルボディ・トリートメント（全身へ働きかける施術）

　この言葉は1回のリフレクソロジー施術で行う内容を意味します。特定の問題には、それに対応する反射区を特に注意して施術する必要があるものの、施術は足（または手）全体に行われます。

リンギング（絞るような動作）

　足（または手）を両手でつかみますが、一方の手で外側の端を、もう一方の手で内側の端をつかみ、足の骨と骨を引き離すようにそっと広げます。

ゾーンに関連した部位

　これらは外傷に対して付加的な施術が必要な場合に代替として利用することができます。例えば、肘を負傷していて直接マッサージすることができない場合、追加療法として膝をマッサージすることができます。

ゾーンセラピー

　現代リフレクソロジーの先駆者の1人と考えられている米国人の内科医ウィリアム・フィッツジェラルド博士が開発した療法。1917年に出版した同名の本では、10本の縦方向のゾーンをエネルギーが流れるという概念と、圧を加えることによってこのエネルギーの閉塞が解消し、エネルギーバランスが回復し、患者に良い効果をがもたらされるしくみの概要を説明しました。

索引

あ

アイルランド　217
足
　足の機能　26-27
　原理　9
　構造　28-39
　施術　7, 68-93
　ゾーン　20-21
　手入れの仕方
　42-43
　反射ポイント　32-33
　マッサージ　8
　マップ　6, 18-19,
　22-23, 30-31
足の機能　26-27
足の手入れ　42-43
頭　70, 98, 158, 166,
　203, 210, 215
圧　54-55
アレクサンダー法　64
アレルギー　180-183, 199
アロマセラピー　61, 64, 65
胃　80, 82, 127
医師　14, 44
椅子　50-51
医療センター　14
インガム, ユーニス(Ingham, E.)
　8, 12, 68
インド　8
腕　76, 78, 174

運動　62-63
英国　8, 217
英国リフレクソロジー協会(BRA)
　13, 217
エジプト　8
エネルギー
16-17, 218
オーストラリア　217
嘔気　200, 202
黄疸　130
親指以外の指の圧
54-55
親指による圧　54-55
親指の動き　52-53

か

外傷　105
潰瘍　124-125
顔　72, 74, 100, 102
肩　76, 78
カタル　121
家庭でできる手当　50
カナダ　217
過敏性腸症候群(IBS)　132
環境　46-47, 62
関係機関連絡先　217
看護師　14
感受性　52
関節　61, 172-175
関節炎　61, 173, 208, 210

肝臓　80, 82, 128-131,
　135, 163
感冒(風邪)　121, 122
基本　6, 7, 38
狭心症　136, 138
記録管理　185
筋肉　172-175
口　126
首　71, 99, 158
クリスタルデポジット　25
経絡　17
月経　152, 154
血栓症　40
結膜炎　176-177
下痢　132-135
現代西洋医学　8, 12,
　14-15, 24
原理　6, 9, 10
高血圧　60, 138
甲状腺　40, 60, 76, 79,
　149, 150
構造　28-29
高齢者　6, 208-215
股関節部　86, 106, 174,
　210
呼吸　120-123
骨粗鬆症　40, 61

さ

坐骨神経　81, 83, 170
坐骨神経痛　13, 168
支え　56, 58-59
参考文献　216
指圧　17
痔核　204, 206
耳管　72, 75, 100, 103, 178
子宮　87, 106
自己施術　57, 96-97, 112-113, 219
自助努力　62-63
湿疹　192, 195
歯肉　100
循環　15, 136-139
準備　40, 48-49
消化　124-127
消化不良　125
小腸　134
小児　6, 188, 190, 196-198
静脈瘤　204, 207
食道　126
食物　62-63, 208
神経系　15
心臓　84, 86, 108, 110, 136-139, 208
腎臓　83, 109, 110, 146
信頼　44

膵臓　151
睡眠　164-167, 204, 207
頭痛　113, 156-159
ストレス　13, 97, 109, 196
生殖器　105, 152-155
精巣　87, 106
咳　121
脊椎　71, 99, 158, 171
施術後の反応　184
施術の順序　68-69
先住アメリカ人　8
喘息　120, 122, 196, 198
疝痛　192, 194
前立腺　87, 106, 147, 215
ゾーン　9, 10, 16-23
ゾーンセラピー　8
足底図　30, 35

た

大腸　80-81, 83, 85, 108-109, 111, 134
太陽神経叢　76-77, 79, 91-92, 115-116, 162, 166, 170, 175, 183, 199
縦方向のゾーン　9, 16-19, 219
胆石　131
胆嚢　128-131
治癒　7, 118, 218
注意事項　60-61

中国　8
痛風　61
悪阻　200
手　20-22, 26-29, 94
　関節炎　210
　構造　29
　施術　96-117
　ゾーン　21
　手当　50
　手入れ　41
　手の甲　6, 34-35
てんかん　60
動悸　136-137, 138
糖尿病　40, 60, 149
毒素　25

な

日本　8
ニュージーランド　217
乳歯の発生　192, 195
乳児　6, 188-195
妊娠　6, 40, 61, 200-207
脳下垂体　71, 99, 150, 162, 166, 207
脳卒中　212, 215
乗り物酔い　196, 198

索引

は

歯　100, 102, 167
ハーブ療法　61, 65
肺　76, 79, 182
排尿　144-147
背部痛　13, 65, 113, 168-171, 206
バッチ（Bach）のフラワー療法　65
鍼療法　17, 218
反射区　32-33, 112
反復性ストレス障害（RSI）172
尾骨　170
膝　86, 106, 139, 175
脾臓　85, 110, 202
左足　84-87
病院　14
不安　160-163, 196, 196-198 100, 103, 178 199
フィッツジェラルド,ウィリアム（Fitzgerald, W.）8, 16
副作用　93, 117
副腎　109, 111, 151, 162, 167, 182, 199
副鼻腔　72, 74, 100, 103, 159, 182
副鼻腔炎　121, 122
不妊症　153, 155
不眠症　65, 164-167, 204

プラセボ　12-13
雰囲気　45
米国　8, 217
閉塞　24-25, 209
ベイリー, ドリーン（Bayly, D.）8, 38, 68
片頭痛　156-159
便秘　132-135, 204
膀胱　83, 144-145, 211
膀胱炎　144
骨　61
ホメオパシー　61, 65
ホルモン　148-151

ま

マッサージ　64-65
マップ　6, 18-19, 30-31, 34-35
マルカート, ハンネ（Marquardt, H.）20
右足　70-83
右手　98-107
耳　73, 75, 100-101, 103, 176-179, 208, 212, 214
耳鳴　177
目　73, 75, 100-101, 103, 159, 176-179, 208, 212, 214
瞑想　49

や

薬物療法　40, 60-61
ヨーガ　48-49, 64
ヨーロッパ　8
用語集　218-219
抑うつ　160-163
横方向のゾーン　9, 20-23

ら

ライフスタイル　63
卵巣　87, 106, 155
リラクセーション　88-91, 114-15, 164-165
臨床試験　12-13
リンパ管　87, 104, 106, 135, 140-143
歴史　8

221

関係機関連絡先

米国・カナダ

International Council of Reflexologists

www.icr-reflexology.org

Reflexology Association of America

www.reflexology-usa.org

International Institute of Reflexology

www.reflexology-usa.net

Reflexology Association of Canada

www.reflexologycanada.org

オーストラリア・ニュージーランド

Reflexology Association of Australia

www.reflexology.org.au

Reflexology Association of New Zealand

www.reflexology.org.nz

ヨーロッパ

British Reflexology Association

www.britreflex.co.uk

Association of Reflexologists

www.aor.org.uk

Irish Reflexologists Institute

www.reflexology.ie

Reflexology in Europe Network

www.reflexology-europe.org

著者：

クリス・マクラフリン (Chris McLaughlin)
健康関係を専門とするフリーのライター兼編集者。"Healthy Living" および "Home Remedies for Pain Relief" を含む単独および共著による複数の著書がある。

ニコラ・ホール (Nicola Hall)
ベイリー・スクール・オブ・リフレクソロジー校長および英国リフレクソロジー協会議長。リフレクソロジー関連の著書は本書の他に9冊。ウスターシャー州で開業している。

翻訳：

越智 由香 (おち ゆか)
大阪外国語大学イスパニア語学科卒業。訳書に『マッサージセラピー』『タッチセラピー』（いずれもガイアブックス）など。

よくわかる理論と実践
リフレクソロジー

発　　　　行　2017年2月10日
発　行　者　吉田 初音
発　行　所　株式会社 **ガイアブックス**
　　　　　　〒107-0052 東京都港区赤坂1丁目1番地 細川ビル2F
　　　　　　TEL.03 (3585) 2214　FAX.03 (3585) 1090
　　　　　　http://www.gaiajapan.co.jp

Copyright GAIABOOKS INC. JAPAN2017
ISBN978-4-88282-979-9 C0077

落丁本・乱丁本はお取り替えいたします。
本書を許可なく複製することは、かたくお断わりします。
Printed in China

ガイアブックスは心と体を浄化し
地球を浄化するガイアを大切にして
できるだけ化学物質を使わない
自然療法と環境経営の社会創りに努力していきます。

First published in 2000
Copyright © The Ivy Press Limited 2000, 2017

All rights reserved. No part of this book may be reproduced
or transmitted in any form or by any means, electronic or mechanical,
including photocopying, recording, or by any information storage-and-
retrieval system, without written permission from the copyright holder.

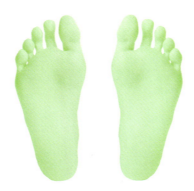